Anleitung zur Impotenz

Potenzprobleme erschaffen, erhalten, verhindern - Ratgeber

2. Auflage

Paul Kaufmann

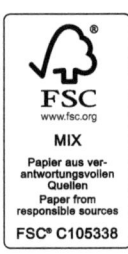

Bibliografische Information der Deutschen Nationalbibliothek:
Die Deutsche Nationalbibliothek verzeichnet diese Publikation in der
Deutschen Nationalbibliografie; detaillierte bibliografische Daten sind im
Internet über http://dnb.dnb.de abrufbar.

Teil der Romanlandschaft Kap Kishon
www.kapkishon.com

Herstellung und Verlag: BoD – Books on Demand, Norderstedt
ISBN: 978-3-7526-7471-2

Warnung:

Dieser Ratgeber ist für Männer gedacht, deren Erektion wankt, oder die um ihre Potenz kämpfen. Es geht um: Er steht nicht, obwohl er könnte, körperlich, eigentlich.

Der Autor schreibt aus promiskuitiver Erfahrung, vor dem Hintergrund des angewandten Sexes.
Hier geht es um die Praxis.
Dies ist kein medizinischer Ratgeber für ein organisches Problem. Hier geht es um Selbstblockaden oder psychische Abwärtsspiralen bei, mit und durch unzureichende Erektion.

Die Wortwahl ist lässig bis knallhart, ironisch und konfrontativ.
Das kann und will nicht jeder.
Hier sollen Männer mit Beispielen, betont klarer Sprache, Ironie und Klarsprech aus den Teufelskreisen impotenter Gedankengänge katapultiert werden. Das kann weh tun.

Schau dir an, ob du mit dieser Art kannst.

Und an die Zaungäste aller Erektion, gemeint sind die Damen: herzlich willkommen, jetzt wird es interessant

Inhaltsverzeichnis

Einleitung

Impotent werden – Wie macht man das denn? Wie geht man dabei vor? Da hört man nie etwas drüber. Welche Strategien sind notwendig, damit man impotent wird? Was sind die gängigen Methoden? Braucht man Masochismus, oder geht das auch so?

Das klingt zynisch, ist man Betroffener. Das sehe ich ein. Es gibt aber einen guten Grund, warum ich in diesem Ton beginne und diesen Weg wähle. Gebt mir etwas Zeit, ich erkläre es gleich.

Dieser Ratgeber richtet sich an Männer mit einem Impotenz-Problem, Erektionsschwäche in Serie, kurzum: Er tut nicht, was er soll.
Besonders richtet sich das Büchlein an Männer, deren Potenzstörungen psychisch verursacht werden oder nur eine schwache organische Störung vorliegt.
Die Ursachen scheinen unklar, liegen im Nebel, die Potenz schwankt vielleicht, es läuft einmal besser und weniger gut. So richtig impotent ist es vielleicht noch nicht, oder doch?
Auf jeden Fall ist da gewaltiger Leidensdruck, denn die Männer sind ihrer Erektion nicht sicher, taumeln, fühlen sich von Impotenz bedroht und es spitzt es sich zu, wird immer schlimmer, ahnen sie.
Auch ihr Blick ist getrübt und körperliche Schwierigkeiten werden überhöht. Das Körperliche ist nicht Ursache, sondern Effekt, sicher ist man aber dann nicht, es funktioniert ja wirklich nicht. Ach, es ist ein Kreuz und keiner kann helfen irgendwie.
Und jetzt? Wie soll man da verstehen, woher es kommt und was Ursache und Wirkung ist?
Der Autor ist aus Erfahrung und Beobachtung der festen Überzeugung, dass der Mann selbst diese Impotenz erzeugt oder verstärkt. Es ist seine eigene Leistung, natürlich unbewusst und unabsichtlich, aber er erzeugt es selbst. Es ist sein eigener Weg und das das ist eine frohe Botschaft, denn wenn man den Weg hinein in Erektionsstörung oder Impotenz geschafft hat, dann

kann man auch den Weg zurück. Das geht auch wieder weg, fängt man es richtig an. Nur wie?

Dies gilt so natürlich nicht für Männer mit einem diagnostizierten, handfesten körperlichen Defekt. Da ist die Lage anders.
Aber auch für sie ist dieser Ratgeber gewiss interessant, denn auch sie unterliegen den hier beschriebenen Mechanismen. Zwischen „impotent sein" und sich „impotent fühlen" liegt ein Unterschied und ich bin mir nicht sicher, was schlimmer ist.

Diesen kleinen Ratgeber habe ich überall und immer wieder ironisch formuliert, sogar ein wenig Zynismus eingestreut hier und da. Es macht einfach Spaß als Autor, auf der dunklen Seite zu stehen. Da ist dann mehr Leben drin.
Was gemein klingt, ist nicht böse gemeint, im Gegenteil. Ich bin kein böser Mensch, ich will etwas aufzeigen und das gelingt besonders gut auf diese Weise.
Ich habe viele Ansätze ausprobiert ein Buch über dieses Thema zu schreiben, aber jeder andere Weg führt in die Gräuslichkeit. Es wird unlesbar, langweilt, ist fad und mies. Der Ursache ist simpel: Impotenz ist ein mieser Zustand und der Weg dorthin ist so trübe, so traurig und frustrierend, da vergeht dem härtesten Sadisten die Lust.
Impotenz macht einfach keinen Spaß, denn jämmerlich ist, was da passiert. Und zu allem Überfluss passiert es auch noch immer gleich!
Wie soll ich da den Leser über die Seiten retten? – Die Rettung ist Ironie und Zynismus. Ich lege noch einen drauf und zeige so auf, wo der Fehler liegt. Ich puste in die Glut, damit wütend aufflammt, was sonst verborgen glimmt.

Also denn, gewöhnt euch schon einmal an den Ton. Ihr müsst umgekehrt denken. Ihr müsst von hinten denken. „Wenn dies mich in die Impotenz führt, wie verhindere ich das denn dann?" Ihr müsst selber denken und auf euren Fall übertragen, denn ich kenne Eure persönliche Antwort nicht.

Ich weiß, Denken ist anstrengend, aber gerade bei diesem Thema notwendig, denn Impotenz entsteht – meistens – im Kopf. Später davon.

Kehren wir es also um und machen der Impotenz den Hof: Wie fangen wir das an? Wie gelingt Impotenz maximal gut?
Ich darf mir diese Ironie erlauben, denn hiermit erkläre ich öffentlich mit Siegel und Stempel: Diese Methoden funktionieren. Ich habe sie alle ausprobiert. Fast jeden Weg der gefühlten Impotenz habe ich durchlitten und irgendwann fiel mir auf, dass es Methoden sind. Das macht der Impotente nämlich selbst. Er geht den Weg, es ist seiner!
Erfolgreich hat er Methoden ersonnen, dass sein Schwanz nicht stehen kann, er weiß nur nichts davon und es gelingt unabsichtlich und unbewusst.
Ich berichte von diesen Techniken und Methoden und breite sie aus. Das hilft, denn, mit auch nur einer Auswahl meiner Angebote, gelingt es euch sich von einem attraktiven, potenten Mann in eine sexuelle Null ohne Ausstrahlung zu wandeln. Das geht ganz schnell.

Kleiner Exkurs an dieser Stelle für die, die organisch impotent sind, also, bei denen es technisch nicht oder nur kaum funktioniert, attestiert mit Diagnose. Die sind ja in einer Sondersituation: Sie haben ja das Pech - oder Glück, je nach Sicht -, technisch ganz oder teilweise impotent zu sein, die brauchen alle diese Methoden nicht und haben ihr Ziel schon erreicht. Sie kriegen auch so keinen hoch. Trotzdem nutzen auch sie diese Wege und Methoden, denn auch für sie gilt: Man kann immer noch impotenter sein, wenn man das unbedingt will. Es klingt unlogisch, ich gehe später darauf ein.

Und für die Frauen und die Zaungäste, die, die nur einmal wissen wollen, was Impotenz ist: Reibt euch die Hände, holt euch Kissen und Chips! Es wird spannend! Ich berichte schonungslos.

Für die Frau interessant

11

Was geht in einem Impotenten vor? Ist ja interessant, denn Impotente sind ja eine jämmerliche Randgruppe. Da ist Raum für Schadenfreude. Was tut sich im Verlierer? Wie verliert er? Was macht der denn heimlich, damit das gelingt und sein Schwanz nicht steht, obwohl alle körperlichen Funktionen gegeben sind? Wie macht er sich das kaputt?

Ich berichte davon, gnadenlos, damit ihr euch lustig machen könnt. – Wenn ihr denn über so eine Hölle lachen könnt, denn es ist die Hölle für den Mann. Glaubt mir. Wohl dem, für den es nur Fegefeuer, also Gastspiel ist.

Oder auch hier, eine andere Frage, auch interessant für die Damen: Was kann ich als Frau tun, damit er keinen hoch bekommt? Wie kommen wir gemeinsam zum Ziel in Partnerschaft? Fragen über Fragen.

Als Frau, oder gar Bettgenossin bist du in der Pole-Position. Ganz einfach ist das für dich. Ein Fingerschnippen und sie schwächt seine Potenz, wenn der Mann einige wenige Voraussetzungen mitbringt.

Aber wie? Wie macht Frau das? Da muss doch ein Geheimnis sein. Ist es auch. Ein wenig Geduld, dann zeige ich es euch.

Nochmal – bitte nicht missverstehen. Nicht weglegen das Buch, weil ihr euch beleidigt fühlt und ihr den Autor nicht leiden könnt. Ich bin nicht böse: Ich möchte wütend machen. Ich möchte provozieren und ich möchte, dass du dich empört wiedererkennst und begreifst: Ach ja, verdammt, das mach ich auch!

Du sollst wütend werden, denn du brauchst diese Wut und meinetwegen richte sie auf mich. Wut ist das einzige Mittel gegen den eigentlichen Feind des Impotenten, der, der hinter allem lauert, der, der das alles ermöglicht: die Lethargie.

Das ist kein Spaß hier. Ich nehme dich so dermaßen ernst mit deinem Problem, aber so allgänzlich. Wenn einer versteht, was Impotenz bedeutet für den Mann, dann ich. Zynismus und Ironie ist nur die Methode, die motivieren soll.

Ich habe kursiv gestellt, wenn ich aus impotenten Welten berichte, habe Tipps markiert, wie man besonders effektiv seine Potenz zerstören kann, es gibt Hinweise, wo es wichtig oder gefährlich ist, und Endnoten gibt es auch. Da schreibe ich im Anhang im Vertrauen, wo ein Ausweg liegt oder wo man ihn suchen kann[1].

Tipp

Wichtig!

Für die Frau interessant

Für die Damen interessante Stellen sind extra ausgewiesen. Sie sollen sich ja nicht durch den gesamten Text langweilen.

Nur die Ironie markiere ich nicht, denn denken sollst du selbst. Ich habe gezögert und drüber nachgedacht. Mir wurde dazu geraten, aber nein, denken sollst du selbst, das nehme ich dir nicht ab. Finde die Ironie, sortiere selbst, was Wahrheit und was Trugbild ist.

Und bitte: Ich schreibe gerne locker und lässig. Lasst euch nicht täuschen. Nur weil der Text nicht trocken und spröde ist, ist es nicht weniger ernst oder durchdacht. Das Thema ist ätzend genug, da pirsche ich mich betont entspannt an. Warum soll nicht lesbar sein, was gräuslich her vom Inhalt ist?

Die Expertise

Warum schreibe ich das? Was legitimiert Paul Kaufmann, über dieses Thema zu schreiben, er ist weder Psychologe noch Arzt. Was schiebt ihn da an?

Ich war betroffen. Jahrelang und abschnittsweise unbemerkt war ich impotent oder in der Erektion gestört. Ich schrieb schon, ich habe die hier beschriebenen Fehler (fast) alle gemacht. Da brennt es mir in den Fingern, darüber zu schreiben, wenn man überall um sich herum die gleichen Fehler sieht.

Aber nicht nur das. Ich bewege mich in sehr promiskuitiven Gefilden. Da ist Sex Thema und sehr offen geht das hin und her zwischen Mann und Frau, auf Partys und Privat. Das macht etwas.

„Oh, bloß kein Spargel, ich treffe mich morgen mit Elienne und das wird NS", wäre ein Satz, der bei einem lockeren Gespräch fallen könnte wie selbstverständlich und jeder würde verstehen, worum es geht. Sex ist normales Thema und seine Probleme auch. (zu oben: Der Schwefel des Spargels verändert Sperma und Uringeschmack)

Wir haben da keine Hemmungen und tauschen uns aus, auch wie es funktioniert oder wie nicht. Natürlich nicht jeden Tag oder immer, aber Gespräche mit anderen Männern wie es läuft mit dem Schwanz und auch mit Frauen sind zwar nicht alltäglich, aber kein Problem. Da sammelt sich Expertise an.

Wichtiger Effekt: Wir können uns als Männer über den Sex mit der gleichen Frau unterhalten. „Und wie ist Tamara bei dir?" – das geschieht nicht ständig, aber es funktioniert und bringt sehr viel Erkenntnis, besonders beim Thema Erektion. Die Frau hat ja auch einen Anteil daran.

Ob er steht, wie und wie gut, spielt ständig eine Rolle, auch weil es gemeinsam oder gemeinsam auf Partys passiert. Das sind – etwas übertrieben formuliert – Probleme des laufenden Betriebs.

Es wäre eine Dummheit, dieses Wissen nicht nach außen zu tragen. Da sammelt sich ganz schön etwas an mit den Jahren.

Ein wenig Theorie

Zunächst ein wenig Theorie, muss sein, tut mir leid, denn Impotenz ist ein Tabuthema und wie das bei Tabuthemen so ist, ranken sich Mythen und Legenden darum. Alle tappen im Dunkeln, wissen so ungefähr, aber nicht genau. Bei diesem Thema ist das „ungefähr" schädlich, denn zufällig kommt es ganz genau auf Stelle und Komma an.

Ich komme aus der Praxis, komprimiere Theoretisches und passe ein wenig an, damit es geschmeidig und für dieses Büchlein passend klingt. Wenn du dich mit Impotenz herumschlägst, hast du eh schon alles Wichtige gegoogelt, ganz oft sogar. Die Definitionen kennst du, nur was wirklich wichtig ist, wie man impotent wird, das steht nirgendwo geschrieben, außer hier.

Impotenz ist nicht ...

Jetzt wird es wichtig: Was ist Impotenz? Impotenz bedeutet nicht, dass der Schwanz nicht steht oder nie steht! **Es bedeutet NICHT, dass keine Erektion möglich ist!** NICHT! – Verstanden? Verneinung!

Viele impotente Männer bekommen eine Erektion und sogar sehr viel davon.

Wichtig!

Dieser Mythos, dieses Missverständnis muss jetzt weggeräumt werden. Wenn man das nicht verstanden hat, braucht man nicht weiterlesen.

Viele denken, Impotenz bedeute das Ende des Spiels, nichts gehe mehr. Das stimmt nicht! Besonders für die emotional Impotenten ist die große Qual, dass es manchmal geht und manchmal nicht. Es ist wie verhext und sie verstehen es nicht oder nur kaum. Auch in dieses Chaos bringt der Ratgeber Ordnung hinein. Es gibt nämlich sehr wohl ein System, wann die Erektion funktioniert und wann nicht, man muss nur die Ursachen verstehen.

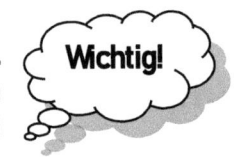

Das „manchmal ja" und „manchmal nicht" ist zermürbend und kann größere Belastung werden als der Totalausfall. Es ist nämlich so:

Du kannst jeden Tag drei Stunden einen steinharten Schwanz haben und trotzdem impotent sein. Diese Fälle gibt es wirklich und selten ist das nicht.

Impotent ist, wer in der überwiegenden Zahl der Fälle eine nur unzureichende Erektion aufbauen kann, um eine Frau hinreichend zu penetrieren.[2]

Das ist Impotenz! Und das ist schwammig. Das ist ein weicher, formbarer Satz, der sich auslegen und weit interpretieren lässt und genau das ist das Problem. Impotent ist auch eine Interpretation, aber eben nur auch.

Ich tauche jetzt einmal emotional in Situationen, damit ihr ein Gefühl für die Problematik bekommt. Hier lesen ja Leute mit, die nie Erektionen bekommen können, Frauen zum Beispiel. Also hier:

Impotent ist: *Die Frau liegt dampfend vor dir und du willst und du machst und du tust an ihr, aber es ist wie verhext, dein Schwanz wird nicht hart und du kennst das genau, das kennst du sehr gut. Da scheint es ein Gesetz zu geben: Je geiler, desto schwieriger wird es. Purer Stress das Ganze hier und der Schwanz will noch immer nicht. –*

Das ist Impotenz. Vielleicht ist es nur eine Episode, vielleicht ist es nur eine Phase, aber das ist Impotenz!
Da ist alles drin: Es ist die überwiegende Zahl, denn es passiert dauernd, es ist unzureichend, denn er will, kann aber nicht und Penetration ist sowieso nicht.

Impotent ist: *Du steckst drin in ihrund es ist geil und jetzt geht es los und da nähert es sich wieder, dieses Gefühl. Es ist wie ein Schatten. Es sträuben sich die Nackenhaare, während du fickst, denn da kommt es heran und du kennst es so gut, so vertraut, ein innerer Angstgegner und dann ist es da: Etwas zieht sich in dir zusammen und er erschlafft. Jetzt wo es am schönsten ist, wird er weich. Du machst noch, verzweifelst und schiebst und intensivierst in ihr, aber er hat die Macht und erschlafft.*

Es ist Impotenz, denn es ist nicht hinreichend, nicht ausreichend, du oder er oder sie können das Spiel nicht zu Ende spielen.

Impotent ist: *Was für ein Abend! Das wird ein Fest mit ihr und es geht Richtung Matratze und dann liegt ihr da und tot. Alles ist tot. Die ganze Lust und die ganze Freude sind wie weggeblasen auf einen Schlag. Da ist noch eine Ahnung, eine Erinnerung: Ich wollte Sex mit ihr, und zwar dringend in ihr. Lust scheint ganz weit entfernt. Kein Denken an Erektion. Noch nie war dein Schwanz so schlaff wie jetzt. Stimmt gar nicht, denn es ist öfters so, es fühlt sich nur so an.*
Es ist ein „schon wieder", es ist schon wieder so schlaff und funktioniert nicht, bestimmt. Wiederholung. Du fühlst es schon. Jetzt musst du dir etwas einfallen lassen. Es gibt da ein paar Tricks und irgendwann, irgendwie – der Abend ist lang - gelingt, was gelingen soll mit Mühe und Not.
Kleines Detail am Rande: Für die Frau kann das ein geiler Abend, weil langes Spiel sein. Sie denkt, er spielt sehr divers und auf Länge und Zeit, dabei war er im puren Stress.

Das ist Impotenz. Es ist ein wenig verdeckt, aber es ist Impotenz.

Impotent ist: *Neidvoll und beschämt schaust du auf die Frauen und du weißt, er wird nicht stehen, weil er nie steht, denn die Blutgefäße sind defekt und halten das Blut nicht zurück für keine Erektion niemals nie mehr.*

Impotent ist auch: ACHTUNG – ACHTUNG – ACHTUNG DIE DETAILS: *Neidvoll und beschämt schaust du auf die Frauen und du **meinst**, er wird nicht stehen und du erinnerst viele Beweise überall, denn er stand nicht, und weil du das **meinst**, wird Prophezeiung Realität und somit steht er niemals wieder nie mehr, **meinst du**.*

Ich will euch nicht langweilen, Beispiele kommen weiter unten genug. Ich will, dass ihr einen Eindruck bekommt, dass Impotenz vielfältig ist und vielfältige Gesichter hat und haben kann, sogar beim gleichen Mann.

ABER IMPOTENZ IST NICHT:

„Nach dem dritten Mal dauert es ewig, bis es geht."

„Als ich jünger war, stand der ohne Ende, aber jetzt muss ich Pausen machen ..."

„Bei Erika bekomme ich keinen hoch."

„Hey, jetzt steht die Alte schon mit tropfender Muschi an der Bar und hält für mich hin und da steht der nicht! Ich kriege die Krise und das trotz Kokain!"

„Ich kann nur, wenn sie Nylons trägt."

Das ist etwas Anderes. Das ist keine Impotenz, das ist eine falsche Vorstellung wie Erektion funktioniert. Obwohl ... obwohl die Grenzen fließend sind. Später davon.

Was passiert, wenn es geht

Die Erektion! Was für ein Wunderding! Von außen sieht es simpel aus, er richtet sich halt auf und wird größer und ganz fest. So what? So ein Wunder scheint das nicht zu sein.

Was so einfach aussieht – stehender Schwanz -, ist technisch extrem kompliziert. Keine Details jetzt hier, das können andere besser erklären. Nur ein paar wichtige Daten für die Frauen und die Männer, die im Biologieunterricht geschlafen haben:

Für die Frau interessant

Bei der Erektion sind Hormone, Nerven und Enzyme im Spiel. Das ist komplex und das Gehirn spielt eine tragende Rolle, auch wenn manche Frau das nicht glauben mag.

Wichtig für das Verständnis ist, dass in den Schwellkörpern des männlichen Genitals Blut gestaut wird oder werden soll, wenn es so weit ist. Dieser Blutstau versteift an passenden Stellen, und richtet den Schwanz auf. Schwellkörper heißen die schwellenden Teile passenderweise.

Und jetzt kommt der entscheidende Part: Das Blut wird gestaut, wenn sich bestimmte Blutgefäße **entspannen**. **Entspannen!** Nicht anspannen! Ganz, ganz wichtig!

Man kann da nicht drücken innerlich und dann wird das schon. So geht das nicht! Das Gegenteil ist gefragt und damit sind wir im Zentrum des Problems.

Wichtig!

Jeder kennt das Beispiel: Denke nicht an einen rosa Elefanten und dann denkst du an einen rosa Elefanten. Das geht nicht anders, ist immanent. Was bei rosa Elefanten noch lustig ist, ist es in diesem Fall nicht. Du kannst dich ja mal zur Entspannung zwingen, und zwar pronto und sofort. Na los mach mal, viel Spaß dabei, das geht nämlich nicht.

Die männliche Erektion entzieht sich vollständig und gänzlich dem eigenen Willen. Nur damit das ein für alle Mal geklärt ist: Mit Wollen geht es nicht.

Jahrtausendelang hat man sich damit beschäftigt. Wahrscheinlich war die Frage, „Wie bekomme ich ihn zum Stehen" eines der Topthemen an den Lagerfeuern im Neolithikum, denn sie hatten Millionen Abende nicht viel zu tun. Es war stockdunkel fünfzig Prozent des Tages im Schnitt. Fazit der generationsübergreifenden Lagerfeuer-Expertise: Du kannst mit Wollen deinen Schwanz nicht aufstellen.

Wohl aber gibt es Strategien, die Erektion zu verlängern, zu begünstigen oder den Boden zu bereiten. Besonders die Ideen des Fernen Ostens – namentlich Indien – Tantra – haben da einige Pfeile im Köcher, aber, willentlich geht es nicht. Erektion ist keine Frage des Wollens.

Und auch nicht der Lust. Auch die Lust steuert nicht eins zu eins die Erektion. Jeder Mann weiß das, aber hier noch einmal für die Zaungäste aller Erektion, die Frauen:

Für die Frau interessant

Mit Lust und Schwanz verhält es sich in etwa, wie mit Herrchen und seinem Hund. Die sind verbunden, halten über eine Leine Kontakt, aber das bedeutet noch lange nicht, dass sie immer gemeinsam sind, stehen oder in die gleiche Richtung wollen. Nur immer wieder pfeift der eine den anderen zurück. Wenn es dumm läuft, wird es ein Zerren und Ziehen, wobei immer der Hund gewinnt, und der Hund ist die Erektion.

Das ist der Unterschied zwischen Beispiel und Fall, denn die Erektion hat das letzte Wort. Der Hund bestimmt den Verlauf des Gassigangs.

Und es ist verschieden! Bei einigen Hundehaltern kommt der Hund immer gerne mit, läuft vielleicht einmal ein wenig voraus und kommt artig, wenn man ihn ruft.

Bei anderen neigt der Hund zur Wilderei oder ist ne faule Sau und bewegt sich kein Stück, egal wie viel Lust oder Ansage ist.

Ein prominentes Beispiel ist die Morgenlatte. Die oft gesehene Erektion am frühen Morgen hat mit Lust nicht viel zu tun. Kann aber! Kann sogar sein, dass es die Lust induziert, denn ist der

Hund groß genug, ist er es, der Herrchen Lust über die Wiese zieht.

Also bitte, an dieser Stelle im Guten eine Botschaft an die Frauen: Denkt bitte nicht, wenn der Schwanz des Mannes nicht steht, er fände euch nicht gut. Oder geil. Oder heiß. Denkt auch nicht das Gegenteil. Wenn er steht, ist es ein Indiz, aber kein Beweis. Aber umgekehrt ist es nicht einmal Indiz. Vielleicht versteht ihr den Zusammenhang am Ende des Buches. Erektion und wann und Lust ist ein extrem komplizierter Zusammenhang. Stochastisch nennt man das.

Als ob die Lage nicht schon kompliziert genug sei, noch ein Wort zur Lust obendrauf. Lust ist nicht ein isolierter Begriff, so eine eindeutige Sache mit Pegel und Wasserstand und klarer Struktur und immer gleich. Nach jahrelanger Feldforschung mit zahllosen Frauen, Gesprächen mit Männern an der Swingerclubmattenkante und herumblättern in Fachbüchern kann ich berichten: Lust changiert. Sie hat ganz viele Facetten, auch beim Mann.

Entgegen bösartiger Gerüchte sind Männer sehr wohl fühlende Wesen mit feinen Sinnen und Antennen. Zumindest können sie es sein. Es gibt ein wahres Spektrum an Lüsten – gemeint sind sexuelle Lüste – und das Gro ist unbewusst. Der größte Teil der Lüste spielt sich ab im unbewussten oder teilbewussten Raum, treibt dort herum und feuert an und zerrt auch gelegentlich in verschiedene Richtungen. Was man dann als Ergebnis an der Oberfläche sieht oder fühlt, ist nur ein kleiner Abklatsch dessen, was wirklich an Lust und Wollen und Eros passiert.

Wagt den Gedanken, dass all diese Ebenen bei der Erektion schieben und mitbestimmen wollen, da bekommt ihr ein Bild, warum so oft nicht klappt, was eigentlich doch klappen soll.

Ursachen der Impotenz– zwei ungleiche Brüder

Du liest dieses Buch, da du impotent werden willst oder dich im impotent-sein steigern willst. Da sollte man auch wissen, was die Ursachen sind, so ganz allgemein.

Es gibt zwei vollkommen unterschiedliche Seiten, von denen man sein Ziel Impotenz erreichen kann. Nennen wir sie Brüder.

Der eine Bruder ist die organische Impotenz, das ist körperlich, da ist etwas defekt. Da bekommt man eine Diagnose, vielleicht sogar ein Foto als Ultraschallbild gereicht.

Der andere Bruder ist die Psychologie, die Psyche spielt ja kräftig mit. Ohne Psyche ist alles nichts. Die Psyche ist Richter, Ankläger, Verteidiger und Angeklagter zugleich in Sachen Impotenz. Und Opfer sowieso.

Das ganz große Orchester ist, wenn beide Brüder zusammenspielen, wenn Psyche und organische Anlage zur erektilen Dysfunktion – so nennt man Impotenz in der Medizin – zusammenspielen und sich aufschaukeln und verstärken, wenn es gut läuft eine wahre Oper spielen.

Fangen wir an mit dem Organischen:

Organische Impotenz

Bei der organischen Impotenz ist klar, da ist etwas kaputt. Irgendein Organ oder eine Komponente des komplizierten Systems Lust-Schwanz, versagt den Dienst. Die Erektion wird nicht erzeugt, oder nur zum Teil. Da ist ein technisches Problem.

Da kommt vieles in Frage, von zerstörten Blutgefäßen, Nerven die nicht mehr leiten oder, oder, oder. Je komplizierter ein System, desto störanfälliger ist es und leider gilt das auch hier. Das System Genital-Erektion ist kompliziert.

Der Betroffene gerät völlig unverschuldet dort hinein. Im Prinzip ist er krank oder hat so etwas wie ein steifes Bein. Es sei denn, er begünstigt das Problem durch exzessiven Alkohol, Tabak oder anderen Genuss. Dann kann er etwas dafür. Übergewicht ist ein Faktor. Mangelnde Fitness auch. Wenn du schon beim Einstieg ins Bett ins Schwitzen gerätst, und zwar aus Anstrengung, dann wird das nichts. Da hat der Schwanz dann einfach mal Recht mit seiner Verweigerung. Das ist dann ein Tritt in den Arsch, den du tunlichst ignorieren solltest, verfolgst du das Projekt Impotenz.

Rauche viel und trinke stetig. Sorge für hohen Blutdruck. Bewegung ist ganz schlecht, denn es fördert die Durchblutung. Viel Fett im Essen lohnt sich. Nehme reichlich und baue auf, besonders um Bauch und in der Aorta. Kurzum: lebe ungesund, dann steht er auch nicht mehr. Das passt ganz gut, denn bei ungesundem Lebenswandel lebst du nicht so lange und sei froh, denn ohne Potenz ist das Leben nur halb so schön.

Ich behaupte an dieser Stelle: Viele – um Gottes willen nicht alle – aber viele sind träge, unfit, übergewichtig und induzieren Herz-Kreislauf-Probleme **damit sie impotent sind**. Das klingt unverschämt, dreist und verschroben. Ich komme noch darauf zurück, wie sehr das Unterbewusstsein den Menschen in genau die Richtung schiebt, in den es ihn haben will. Hier in die Impotenz, genauer die fehlende Männlichkeit. Ein wenig Geduld, ich bin noch am Anfang.

Tipp Und hier schon der erste Tipp: Drogen. Ich will und darf hier keine Empfehlungen geben, aber höre dich einfach einmal um. Dein Dealer kennt sich aus. Drogen sind der Turbo unter den Boostern, sie tun der Impotenz einfach total gut. Warum nicht mit Chemie zur Impotenz? Dieser Weg ist breitgetreten, weil erprobt.

Es gibt eine ganze Hand voll Komponenten, die organisch günstig oder ungünstig sind für die Potenz, je nach Sicht.

Aber eben auch echte, tragische Erkrankungen. Bei über der Hälfte der betroffenen Männer hat die Impotenz angeblich organische Gründe. Ich glaube das nicht. Ich bezweifle das stark und ich bin nicht allein. Es mag sein, dass über die Hälfte der Männer, die sich behandeln lassen, organische Gründe haben, aber das ist nicht repräsentativ. Never! Die Dunkelziffer bei Impotenz dürfte riesig sein und die Verteilung schief.[3]

Dazu kommen noch andere Faktoren. Die Übergänge sind fließend. Wann ist man impotent? Nur wenn man es als Problem empfindet und hat man kein sexuelles Gegenüber, fällt es gar nicht auf, steht er beim Onanieren.

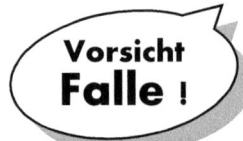

Woher soll man wissen, wie es mit der Frau laufen würde, wenn die Hand der einzige Sexualpartner ist? Vielleicht weicht man jeder Muschi zum Erproben aus, weil man ahnt, dass es nicht klappt? Da fallen mir spontan Kandidaten ein, namentlich.

Aus persönlichen Gesprächen weiß ich, dass die Betroffenen auch ohne Arztbesuch ahnen, woran es liegt bei ihnen. Sie vermuten: Der Urologe ist der der falsche Arzt. Die Ursache liegt oben im Kopf, nicht unten im Genital und sie haben recht.

Und dann - auch wenn das für viele befremdlich klingen mag – viele wissen nicht von ihrer Impotenz. Ganz vielen ist das gar nicht klar, dass sie nicht können. Impotenz ist ganz oft verdeckt. War mir übrigens auch lang nicht einsichtig.

Ich habe Jahre gebraucht, bis ich verstanden habe, was mich da verhindern und herumstümpern ließ. Es sah so anders aus für mich. Das 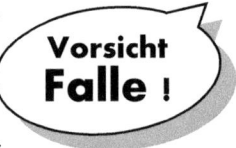 Unterbewusstsein hat keine Lust auf die frohe Kunde Impotenz, also hört und sieht es nicht hin. Kein Schwein führt Statistik im

Bett, da hat niemand einen Überblick. Völlig verrückt, wie blind man sein kann. Gleich mehr davon.

Eigentlich braucht jemand, bei dem organisch etwas kaputt ist, also so wirklich richtig, dieses Buch ja gar nicht lesen. Er kann es weglegen. Impotenz kann er ja schon. Er ist ein Profi, dem ich nichts beibringen kann. Für ihn ist mein Geschreibsel irrelevant. Dann aber doch nicht so ganz, denn ich schrieb oben schon, man kann immer noch ein wenig impotenter sein. Die Steigerung von Impotenz ist möglich, jederzeit, selbst wenn längst nichts mehr geht.

Impotenz ist nämlich mehr als ein körperlicher Prozess, da hängt ein Rattenschwanz an Psyche dran, und zwar, hurra, das Gefühl des Mannseins. Zumindest kann. Es kann so sein und so gibt es mehr als nur eine Handvoll Prozesse, die einen kleinen Defekt, eine Unpässlichkeit organischer Natur zu einem Totalausfall steigern, und zwar gefühlt und physisch effektiv.

Umgekehrt kann es bei körperlichem Totalausfall – nie Erektion, weil kaputt – trotzdem alles männlich sein und der Rest des Mannes ist intakt. Zugegeben, das mag wie ein Kunststück klingen, aber möglich ist es.
Impotenz ist, schaut man über den medizinischen Tellerrand, viel mehr als nicht stehender Schwanz. Es hat mit Männlichkeit, mit gefühlter Potenz, mit Können, mit „könnte" und Zugriff auf Kräfte zu tun, die nicht im Phallus lokalisiert, aber symbolisiert sind.

Dass der Schwanz steht und stehen kann, dass man ihn benutzt und benutzen kann in und an der Frau[4], ist die Schnittstelle zwischen Körper und Mannsein. Dort trifft Körper Seele und umgekehrt. Ist es möglich, ist man potent, ist es nicht möglich, ist man impotent. Der nächste Gedanke, ist Erektion möglich, ist man ein Mann, **ist Erektion nicht möglich, ist man kein Mann**, liegt ganz nah.

Vorsicht Falle !

Betrachtet man die Sache so und nicht nur medizinisch, bekommt der körperliche Defekt eine ganz andere Dimension. Das ist gefährlich. Ich berichte einmal, in diesem Fall von mir selbst, es passt ganz gut:

Mit einunddreißig musste ich Antidepressiva einnehmen. Eine Nebenwirkung dieses Mittels war und ist, dass die Potenz zusammenbricht, bei manchen auch die Libido, das heißt die Lust. Das passiert nicht im Kopf, sondern ein Rezeptor für ein Hormon wird blockiert. So fehlt dem Genital die Information die Schwellkörper zu füllen. Nix geht mehr.

Das wurde mir angekündigt und so kam es auch: Ein paar Tage nach der ersten Einnahme des Präparats war es vorbei und er richtete sich nicht mehr auf. Gar nicht, egal was ich tat. Ich erinnere mich, ich habe gelacht. Das war so krass. Nichts, einfach nichts. Einfach schlaff. Du stehst vor dem Spiegel und ... ach lassen wir das ...

Das war ein neues Gefühl, das kannte ich nicht. Ich hatte nie und niemals ein Problem mit meiner Potenz gehabt. Es war vollkommen neu.

Nach der ersten Belustigung starrte ich hilflos auf meinen Schwanz, einer Funktion beraubt. Das war unangenehm, aber es brach keine Panik aus, denn ich wusste, dass der Effekt reversibel ist. Gewöhnlich setzt nach etwa einem halben Jahr die Potenz trotz Einnahme des Mittels wieder ein. Ich schicke voraus: So war es auch. Die Panik, es werde nie wieder gehen blieb mir erspart. Ich kann aber ahnen, wie verzweifelt dieses Gefühl sein muss.

Die Erfahrung, nicht mehr zu können, wenn man wollte, war sehr unangenehm. Die Ideen und Gefühle schwankten sehr.

Da war Verzweiflung, denn es gibt ein akutes Problem: Onanieren ist nicht möglich, jede Stimulation wirkungslos. Da ist Lust und gar nicht wenig, aber keine Entladung möglich. So baut sich die Lust auf, immer weiter auf, kann aber nicht abgebaut werden. Irgendwo muss das hin. Es ist ein Lernprozess, denn irgendwann begreift man, dass Lust diffundieren kann und

26

einfach versiegt und dass man sich ablenken kann, das lernt man auch.

An dieser Stelle, besonders an die Damen gerichtet, die jetzt abwinken, da sie orgasmusfreie Zeit sehr gut kennen: Die wesentliche Gemeinsamkeit des Orgasmus der Frau und dem Orgasmus des Mannes ist, dass beides mit „O" anfängt. Das war es dann aber auch an Gemeinsamkeit.

Bei Mann und Frau ist Orgasmus grundverschieden. Er sieht nur ähnlich aus. Er hat verschiedene Funktion, läuft anders ab, hat ein anderes Ziel und spielt sich in einer komplett anderen Gefühlswelt ab. Dem Mann die Orgasmusfähigkeit zu nehmen, bedeutet seinen Energiehaushalt abzuschneiden und ihm gefühlt fünfundneunzig Prozent seines sexuellen Erlebens zu entreißen. Fünfundneunzig! – nicht dreißig oder so wie bei der Frau!

Ohne Aussicht auf Orgasmus lohnt sich Sex für den Mann nicht, nein schlimmer, er wird unangenehm, weil es schmerzhaft wenig ist[5].

Ich kann mich an alle möglichen Gefühle erinnern, sogar Befreiung. Hey, eine Tagesaufgabe weniger, Onanie funktioniert ja nicht! Man kann das einfach begraben mit der Lust, weil es sinnlos ist.

Natürlich geht das nicht wirklich. Das sind nur so Gedanken und Ablenkungsmanöver. Da wird auf Zeit gespielt. Aber die Psyche gewöhnt sich an die neue Lage. Nach Wochen beginnt sich die Perspektive auf Frauen zu verschieben. Es beginnt langsam und baut sich auf. Man ist so ein bisschen nutzlos, so ein wenig taube Nuss. Es ist nicht mehr möglich. Ich könnte nicht. Das bedeutet Machtverlust und man schrumpft oder könnte schrumpfen.

Die Psyche kann sich aber halten und verzweifelt nicht, denn es ist eine Krankheit, ein gebrochenes Bein. Das kann jedem passieren, ist halt nur unfassbar doof in seinen Konsequenzen.[6]

Aber es ist nicht mehr weit. Wir nähern uns mit Riesenschritten dem Gefühl, dass der Mann nicht mehr Mann ist, nur weil ein Rezeptor blockiert ist. Mehr ist es ja nicht, organisch in meinem damaligen Fall.

Wollte ich jetzt hier meiner Begeisterung Ausdruck verleihen, als er wieder stand, müsste ich dieses Buch zu goldglitzerndem Konfetti zerreißen. Großartig, ich war wieder intakt!

Der Körper ist defekt und ist die Psyche einigermaßen stabil, sieht sie es als das, was es ist: ein kaputtes, oder hier außer Kraft gesetztes Organ. Das ist unangenehm. Man ist impotent. Man kann etwas nicht. Aber es berührt noch nicht den Kern. Man fühlt sich trotzdem noch als Mann.
Aber es könnte. Es fehlt nur ein kleiner Schupps und dann geht die Katastrophe los und das Selbstbewusstsein wird niedergerissen wie in einer Lawine. Das passiert auch oft bei viel kleineren Anlässen schon.

Genau darum geht es in diesem Buch. Zur Impotenz, so richtig komplett, wollen wir ja und so ist für den organisch Impotenten dieses Büchlein hier die Gelegenheit, sein Repertoire aufzufrischen und ganz und gänzlich seine emotionale Potenz und Männlichkeit zu zerstören.
Wer weiß, vielleicht ist es ja nur ein halber Defekt und ab und zu geht noch was? Ab jetzt nicht mehr, wenn du dieses Buch befolgst. Ich mache dir das kaputt, wenn du richtig liest und brav meine Tipps befolgst.

Psychisch induzierte Impotenz

Potenz ist die Schnittstelle zwischen Körper und Mannsein. Mannsein ist ein Teil der Psyche, des Empfindens, der Gefühle, der inneren Verankerung im eigenen Geschlecht.

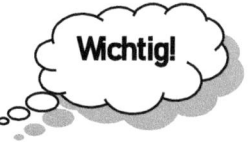

So wie ein körperlicher Defekt eine psychische Krise auslösen kann, so geht es auch umgekehrt.

Hat die Psyche eine Krise, vollzieht der Körper sie mit. Das Geheimnis ist: Körper und Psyche sind eins, aber das gehört nicht hier hin.
Zwischen Mannsein – gemeint ist das Gefühl ein intakter, starker, wirkungsvoller Mann zu sein – und dem stehenden Schwanz besteht ein Regelkreis. Sie bedingen und steuern sich.
Der Wasserstand des Mannseins ist sein Selbstwert. Ist der gestört, ist der vorgeschädigt und nicht oder nur scheinbar intakt, besteht die Gefahr, dass der Regelkreis Potenz-Selbstwert gestört wird oder abreißt. Das klingt theoretisch, aber ich sehe vor meinem geistigen Auge jeden zweiten männlichen Leser nicken. Sie wissen, was ich meine. Potenz und Männlichkeit gehören zusammen wie Henne und Ei.

Wenn die Frauen wüssten, wie knapp das oft ist, wie sehr die Männer taumeln und wie dünn der Grad ist, auf dem sie wandeln und schauspielern für sich und die Frau, würden sie staunen. Besonders bei den Typen, die so taff tun, ist die Männlichkeit blanke Makulatur, extrem wackelig und kann jederzeit kippen. Viele Männer sind den ganzen lieben langen Tag mit nichts anderem beschäftigt als ihren Selbstwert zu jonglieren. Eine kleine Störung reicht und ein Ball fällt zu Boden und dann ist es passiert. Das Spiel gerät aus den Fugen und es hagelt Bälle von oben.

Für die Frau interessant

Der männliche Selbstwert ist hochfragil. Warum das so ist, dafür ist dieses Buch nicht. Das beantworte ich hier nicht. Wenn dich das interessiert, vielleicht sogar meine kruden Ideen dazu, so lese das Buch: Lucca und der Stier[7]. Da steht das drin, warum und wie der Zug „Männlichkeit" aus dem Gleis und Gleisbett geglitten ist und warum diese Entgleisung so oft passiert.

Hier geht es um Potenz und wie man die wegbekommt.
Ich berichte ein Beispiel. Es ist genau so passiert und von mir. Ich nehme gerne Beispiele von mir, nicht weil ich zeigen will, dass bei mir die Selbsterfahrung täglich wie der Putz von der Decke rieselt, sondern weil ich die Situation erlebt und verstanden habe und damit authentisch berichten kann. Also hier, so oder so ähnlich setzt Impotenz ein, kann:

Wichtig!

Zehn Tage nach Neujahr. Es war ein Date, wir waren verabredet zu einer Tantra-Massage. Tantra Massage – nur schnell erklärt – ist etwas sehr Sinnliches. Massage ja, aber da wird nicht massiert im Sinne von Muskeln gequält, sondern einer bereitet dem anderen erotische Sinnesfreude nach bestimmten Methoden.
Ich ihr in diesem Fall. Ich bereitete die Freude ihr. Es ging nur um sie. Bei einer Tantra-Massage stellt sich der Masseur mit seinen Wünschen komplett zurück und hintenan.
Und das war nicht einfach, denn die Schnitte, mein Date vom zehnten Januar, war heiß und mir vollkommen neu. Was für Proportionen, was für ein Weib! Da war das Zurücknehmen ein aktiver Prozess, erfordert Kraft und Selbstdisziplin, sind bei einer solchen Massage doch beide nackt und es ist warm, Body to Body und ich die ganze Zeit drei Zentimeter davor.
Bei einer Tantra-Massage ist Penetration tabu. Das wäre vollkommen falsch, das gehört zu dem Set. Das tut man nicht, denn das macht alles kaputt.

Zehnter Januar. Ich hoffte auf ein gutes Jahr, denn schlecht geendet hatte das letzte. Eine Beziehung war zerschellt, es war

sogar doppelt, es waren zwei Beziehungen, zwei gleichzeitig aus und vorbei. Zufall. Das ist schon, auch für einen Polyamoren, sagen wir, es ist belastend unschön. Das tut schon weh, das wirkt nach, auch wenn ein neues dampfendes Weib vor einem auf dem Batiktuch zur Massage liegt und Nachschub ist.
Ich bin nicht so exklusiv gepolt, eher polyamor. Polyamore sind ja eh, na wie soll ich das sagen ... in der Regel haben sie es nötig. Nicht den Sex wahllos, nicht notgeil, nein im Gegenteil, sie brauchen Beziehung, körperlich und geistig, gewollt sein mehrfach in hohen, sehr hohen Dosen und können das auch. Die brauchen das, weil etwas nachgeholt werden muss, was es damals, vormals in der Kindheit nicht ausreichend gab. Die haben da Leidensgeschichten durchlebt, das muss so sein, sonst macht man polyamor nicht, denn total anstrengend ist das.
Ich beschreibe das hier, damit ihr den Rahmen wisst, meinen psychischen Status kennt, da dieser gleich wichtig wird. Er ist das Wichtigste überhaupt. Der Auslöser, das Set mit der Zehnten-Januar-Frau, ist nur ein Funke. Das Problem ist das Gas, in dem Funke springt.

Sehr viel Öl, sehr viel Haut, sehr weich, sehr Frau. Wunderbar. Es hat unglaublich Spaß gemacht mit ihr und mein Herz ist gerast die ganze Zeit. Es war toll und sinnlich und wunderschön. Und ich wollte. Ich war extrem scharf auf sie – was nicht immer bei einer Tantra-Massage dermaßen ist. Es war einfach dieser Tag, ich brauchte es und sie war ideal und lag da ja schon so herum.
Danach – eine solche Massage dauert vier Stunden – liegen wir noch und sprechen und naja, angeheizt kommen wir uns näher. Ist ja nicht schwierig und ich greife an. „Jetzt aber" denke ich und wir küssen schon und gleich geht es hinein, da legt sie ihre Hand auf meine Brust und spricht: „Du das geht jetzt nicht. Ich muss gleich los, und wenn wir das Vögeln anfangen, das dauert Stunden", erklärt sie mir.
Es war total lieb gemeint und sachlich richtig. Wir sind bis heute befreundet, es ist dreifach geklärt und alles ist wieder gut.

Natürlich habe ich gelächelt damals dazu. Sie hatte ja recht.
Aber: In mir zog sich alles zusammen. Ein Volltreffer. Eine Leere
um mein Geschlecht, als sei der Schwanz aufgelöst. Nach dieser
Erregung, diesen Stunden mit ihr und ich darf nicht! Es war wie
ein Strudel, drei, vier Minuten. Und dann war es mau und
verzweifelt und natürlich tut man cool.
Aber der Prozess hatte schon eingesetzt. Bitter war es und ein
Schrumpfen, eine Schwäche, die alles abgerissen hat innerlich.
Es tut beinahe weh körperlich.
Der Körper sackt in sich zusammen, der Mann braucht alle
Energie, um aufrecht zu halten, was Fassade ist. Der Mahlstrom
der Psyche hin zur Impotenz hatte bereits eingesetzt.
Über zwei Jahre habe ich gebraucht, um mich zu befreien. Es
ging nicht mehr, ich bekam keinen mehr hoch. Keine Chance.
Und das nur weil ... ja weshalb?

Was ist passiert? In diesem überlangen Beispiel ist alles
enthalten. Schauen wir uns das einmal an im Detail. Genau so
läuft das ab, oder kann das ablaufen. Das ist eine Initialzündung.
Ich werde noch mehr Beispiele nennen, aber das hier nehme ich
als Muster.
Wenn man das versteht, kann man das nutzen, weil es immer in
dieser Art funktioniert. Es ist immer das gleiche Prinzip.

Natürlich hat die Dame vom zehnten Januar nichts falsch
gemacht, das war weder böse noch gemein dieser Satz, oder die
Sätze oder was sie gemacht hat. Es war nur ein Funke in einem
Gasgemisch und der hat gezündet und die Männlichkeit ist
implodiert.

Wichtig: **Jeder Mann hat ein anderes Gasgemisch.** Das ist nur ein Beispiel. Was bei 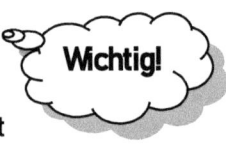 einem zündet, bewirkt bei dem anderen nichts
und umgekehrt. Aber bestimmte Gastypen gibt
es schon und nur einige sind explosiv.
Bei mir hier in diesem Beispiel: Ich wurde zurückgewiesen,
körperlich. Der Grund ist egal, es wirkt so oder so. Die

Begründung interessiert die Psyche nicht, nicht hier, denn die Zurückweisung dockt an alte Erfahrungen an, ein Gasgemisch. Und überhaupt die Atmosphäre: Es ging mir nicht so gut, hatte jüngst Zurückweisung erlebt und meine Männlichkeit stand, bis dahin von mir unbemerkt, auf tönernen Füßen. Das ist entscheidend. Zwei Monate vorher, als es mir besser oder anders ging, hätte mich das null interessiert und ich hätte gelacht und gesagt: „Komm neues Date, dann ficken wir."

Da, in dieser Situation hat es ausgereicht und eine Trivialität – sie hat einen Termin und für Vögeln keine Zeit – zündet, löst ein Psychodrama aus. Es wird etwas Altes erinnert, alte Zurückweisungen, damals dramatische Zurückweisungen werden reinkarniert und der Selbstwert kollabiert wie damals.[8]

Psyche und Körper sind eng verbunden und ganz besonders eng ist beim Mann männlicher Selbstwert und Schwanz. Erektion ist so kompliziert, so viele Möglichkeiten gibt es, wo es scheitern oder ein Hormon nicht ausgestoßen oder Blutgefäße wegen Stress nicht entspannen können. Ganz nahe liegt, dass aus dieser Selbstwertschwäche körperliche Schwäche wird. Zumindest kurzfristig. Man ist ein wenig niedergeschlagen und dann setzt das Nächste ein, was einen Rückschlag, eine kleine Störung endlich zur Impotenz macht:

Eins : Geschwächt achtet man sehr darauf, wie der Schwanz reagiert. Vielleicht hat er beim nächsten Kontakt sich nicht so eifrig aufgestellt und schwächt durch Fehlleistung den Selbstwert erneut.

Zwei : Jetzt kommt Sorge dazu, weil es nicht funktioniert. Sorge bedeutet Stress, Blutgefäße reagieren nicht wie sie sollen und immer aufmerksamer wird man und schwupp, steckt man in dem Dilemma mit Huhn und Ei.

Drei : Peinlich berührt stellt man fest, dass der Schwanz nicht steht, zumindest nicht so, wie er soll, wie man das erwartet, und selbst die Erwartung ist ein wirres Zeug und negativ gefärbt, denn es ist die Farbe von damals, des Alten, als es schlimm war. Das enttäuscht und schon nur die Angst davor drückt den Selbstwert, was dann wiederum ... und es geht wieder von vorne los.

Ganz schnell geht das und du weißt nicht mehr, was ist Henne und was Ei? Ist der Selbstwert schwach und die Erektion bleibt aus, oder habe ich den schwachen Selbstwert voll verdient, weil mein Schwanz nicht steht?

Was jetzt und in den kommenden Tagen passiert, nach dem Zündfunken und der ersten Explosion sind immer neue Explosionen. Ein Regelkreis entsteht. Geringer Selbstwert erzeugt Angst oder schwächt die Erektion, was wiederum den Selbstwert verringert und so fort dreht es sich im Kreis herum mit Richtung abwärts.

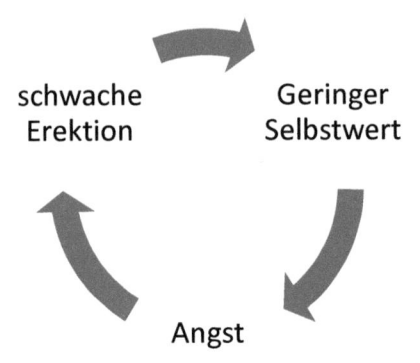

schwache Erektion

Geringer Selbstwert

Angst

Immer neue Funken zünden immer neu ein immer explosiveres Gasgemisch, denn es passieren immer neue Dinge und jedesmal ex- und implodiert mehr der Selbstwert und die Männlichkeit. Am Ende bleiben nur noch ein Trümmerfeld, viel Rauch und Minenfeld.

Darum geht es hier in diesem Buch. Wer impotent werden will, der muss diesen Prozess verstehen.

Wichtig!

Der Weg zur Impotenz ist eine Reise, eine Kette aus vielen Gliedern die den Selbstwert und damit die Potenz, ob gefühlt oder real, immer neu und weiter zerstört.

Ich werde gleich, den beinahe ganze Rest des Buches, mögliche Zündfunken nennen. Es gibt typische Funken, die zünden lassen und zerstören und immer wieder zünden und immer wieder neu und in Serie und Wechsel.

Erinnert ihr Euch, oben in dem Beispiel? Sie hatte keine Zeit für Sex und ich fühlte mich zurückgewiesen. Es ist eine offensichtliche Fehlinterpretation. Das hat mit mir gar nichts zu tun, sie findet mich nicht unmännlich oder doof oder will nicht. Natürlich kann man es als Ablehnung lesen – könnte ja sein, dass es eine Ausrede ist von ihr, könnte, theoretisch, ja. Das ist das Gasgemisch, das sieht immer das Schlechte, die Erfahrung, die längst nicht mehr ist.
Lage am zehnten Januar war: Sie hat einfach keine Zeit, leider sogar, sagt sie selbst! Sie bedauert es, sagt sogar das Gegenteil meines Gefühls. Sie würde gerne, geht aber nicht.
Es ist ein Fehler, ein Fehlschluss, eine alte falsche Erinnerung und die will erinnert werden.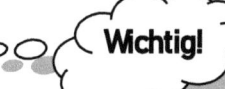

Ich weiß, ich wiederhole mich, aber das ist wichtig zu verstehen, sonst funktioniert das mit der Impotenz nicht. Egal, ob ihr einen organischen Defekt habt und euren Selbstwert erniedrigt, oder ob ihr euren organischen Defekt herbeidenkt, weil euer Selbstwert nicht intakt ist, der Prozess ist immer gleich. Es ist ein negativer Regelkreis.
Und genau den, wollen wir nutzen in diesem Buch, damit die Impotenz maximal gut gelingt. Wenn wir den verstanden haben, geht es besonders schnell.
Ich formuliere es als Tipp:

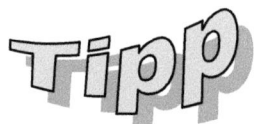 Alles, was du fühlst und denkst, ist real. Es ist nicht so, dass deine Erfahrungen, wie du groß geworden bist und deine Kindheit deine Wirklichkeit prägen oder deine Sicht. Das ist Pychologengeschwurbel. Für Dich gilt das nicht! Es ist dieses

unsägliche „Mutter ist schuld" oder „Schlechte Kindheit gehabt", Blabla. Wer will das bitte hören? Nein, wenn du verzweifelt bist, dann hat das einen guten Grund im Jetzt. Fühlst du dich überwältigt von einer Situation, dann stimmt das auch, denn du bist doof und klein jetzt heute hier. Punkt.

Denkt dran, hier und da schreibe ich mit Ironie!

Die Auslöser, die Zündfunken können ganz verschieden sein. Ich zähle gleich ganz viele auf und nenne sie **Methoden**.[9] Sie können auch an verschiedenen Stellen und in Varianten und natürlich anderer Reihenfolge auftreten. Die einen Methoden sind dem einen fremd, dafür hat er andere. Es sind nur Beispiel, häufige, häufig genannte Methoden, mit denen der Selbstwert weiter Risse bekommt oder Erniedrigung erfährt, weil mit dem Zündfunken jedes Mal eine neue Explosion ausgelöst wird. Nach und nach zerrüttet sich Selbstbild und Selbstwert.

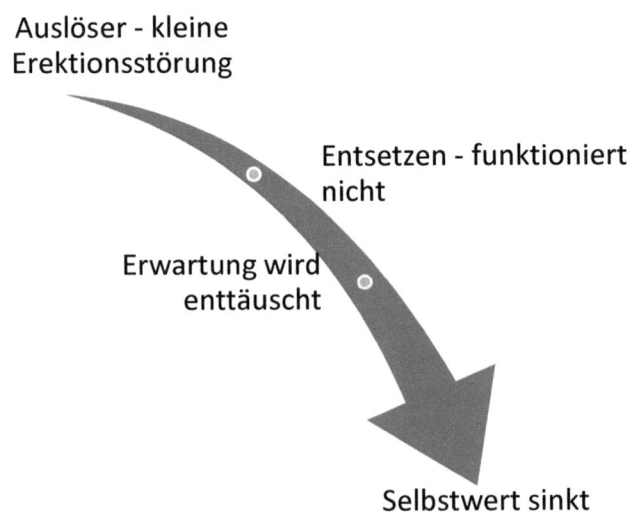

Auslöser - kleine
Erektionsstörung

Entsetzen - funktioniert
nicht

Erwartung wird
enttäuscht

Selbstwert sinkt

Es gibt innere und äußere Funken. Jemand, oder eine Situation, gibt den Anstoß, dass du auf schlechte Gedanken kommst, oder umgekehrt Inneres: Schlechte Gedanken interpretieren negativ, was außen passiert. Es wird so interpretiert, dass es zu dem negativen Mindset passt. In meinem Beispiel oben: Sie will nicht mit mir vögeln, denn niemand will mit mir. Das war meine alte – meine erste – Erfahrung und das Unterbewusstsein will es wieder so, denn das kennt es und Kennen bedeutet Sicherheit. Das Unterbewusstsein ist da kreativ und übersieht geflissentlich alles, was ihm nicht passt, so schön es auch ist.

Überhaupt, das Unterbewusstsein: Das Gemeine am Unterbewusstsein ist nicht, dass es unbewusst und unsichtbar ist. Das Gemeine ist, es ist mächtiger als du. Es ist dir immer 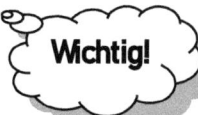 einen Schritt voraus, denn du kannst nur denken, was es freigegeben hat. Jeder Gedanke, jedes Gefühl, jede Idee, ja sogar jede Wahrnehmung, die du hast und haben kannst, hat dein Unterbewusstsein zuvor freigegeben und genehmigt. Es hat das vorher durchgelesen! Du kannst nichts denken oder fühlen oder sehen, was dein Unterbewusstsein nicht erlaubt.
Und wenn das etwas will, eine bestimmte Erwartung hat, dann wird es alles dafür tun, damit sich diese Erwartung erfüllt. Gerne heißt diese Erwartung „ich bin klein, doof und schwach", denn das ist das, was es kennt, das hat es in der Kindheit erlebt.
Das Unterbewusstsein schert sich nicht darum, wie es dir geht, ob gut oder schlecht, glücklich oder zu Tode betrübt. Es hat nur einen einzigen Auftrag, nur einen: Stabilität. Es will stabil sein und tut alles dafür. Ob du glücklich bist, interessiert es nicht. Nur – wichtig – wenn es begreift, dass Glück Stabilität bedeutet, dann, ja vielleicht dann …

Viele Männer, zunehmend viele Männer, haben eingepflanzt bekommen, dass Männlichkeit nichts Gutes ist. Das hat in der Kindheit begonnen. Männlichkeit war nicht so gerne gesehen, wurde nicht gefördert oder bedient. Kein Wunder, wenn Mütter die Männer erziehen. Mannsein ist doof, oder zumindest suspekt, war das Klima. Das war die Atmosphäre damals von Wickeltisch bis Abitur und genau das ist heute das Gasgemisch, das Funken zünden lässt.

Der Feind der Männlichkeit und der Potenz, das Mittel, mit dem das Unterbewusstsein gegen das Mannsein vorgeht, ist die Lethargie. Mit einer Trägheit, mit einer Zähigkeit, mit einer Schwermut wird verhindert, dass der Mann seine Kraft und damit Potenz auslebt.[10]

Vorsicht Falle !

Ein Beispiel, wie und wann man Energie braucht und sinnvoll einsetzt: Ein Mann, der keine Erektion bekommen kann, organisch, weil System defekt, kann ein hervorragender Liebhaber sein, nach dem sich die Frauen die Finger lecken. Er kann nicht ficken, nicht mit dem Schwanz, Kacke verdammt, ja, aber er kann es in einen Vorteil wandeln, ist er geschickt.

Schön ist das nicht, seine körperlichen Voraussetzungen sind nicht ideal, aber es geht, er könnte das positiv wandeln. Er kann total und absolut und auch in sexuellem Sinne Mann sein, aufrecht und gerade. Könnte! Wenn er es schafft, Kompliment.

Hält er sich aber an dieses Buch, lässt all die kleinen Zündungen zu, damit sein Selbstwert keinen weiteren Versuch mehr wagt, dann hat die alte Vorstellung gesiegt: Du bist nicht männlich, dann ist er wirklich impotent, **körperlich und gefühlt**. Glückwunsch!

Gegen diese Lethargie ist nur ein Kraut gewachsen und Betulichkeit ist es nicht. Verständnis ja, aber nicht Betulichkeit. Das wird häufig verwechselt: „Och du hast es aber auch schwer du armer Tropf", sind liebe Worte, nur leider am falschen Platz, denn sie düngen die Idee sich in sein Schicksal zu ergeben. Man wird doch so lieb und warm getröstet, wie damals in Mamas Schoß. Warum sollte man

Vorsicht Falle !

da weg? Weiter so, da bleiben wir lieb sitzen, armer Tropf, der wir sind.

Nein! Verdammte Axt, hier nicht! Hier in diesem Buch wird geärgert und gestichelt. Du wirst aufgefordert impotent zu sein und es gar nicht erst zu versuchen deinen Schwanz in eine Frau zu stecken, da du sie beleidigst mit dem Versuch du Pimpf. Du sollst alle Fehler zu machen, die du machen kannst, das will ich.

Deine persönliche Dämlichkeit wird hier in Worte gefasst und herausgehoben zynisch als offensichtlich besonders idiotisch, damit du sauer wirst und hoffentlich erkennst, was du für vollkommen bescheuerte Fehler du machst.

Du sollst wütend werden, so richtig sauer sein, meinetwegen auf den Paul Kaufmann, diesen blöden Hund, denn man kann vieles auf der Welt, aber wütend und lethargisch sein kann man nicht im gleichen Moment. Das ist unmöglich und Wut schiebt die Tat. **WUT SCHIEBT TAT**! – und das ist der Ausstieg aus der gefühlten Impotenz.

Männer sind großartig

Männer sind großartige Wesen. Sie sind fabelhaft konstruiert und optimal für die Herausforderungen der Welt installiert. Männlichkeit ist eine der genialsten Erfindungen der Natur überhaupt, seine Kraft macht Leben möglich.

Spürt ihr das? Lächelt ihr, weil diese Sätze albern klingen, so ein wenig lächerlich, kindisch, prahlerisch?

Wenn ich das Gleiche über Frauen schreiben würde: *„Frauen sind der Schoß der Welt. Sie spenden Leben, umsorgen und ringen und halten zusammen, damit Leben in Gemeinschaft gemeinsam gelingt",* und so weiter, niemand würde abfällig grinsen, verwerfen oder lächeln.

Merkt ihr den Fehler?

Wir – Männer und Frauen – haben mit Männlichkeit und Weiblichkeit gemeinsam - GEMEINSAM! - unsere Spezies durch das Neolithikum in die Gegenwart getragen, beide! Die Frauen mit ihrer Weiblichkeit und die Männer mit ihrer Männlichkeit. Es brauchte beides!

Mannsein, die Männlichkeit ist gut. Was nicht gut ist, ist ihr Ruf. Das Männliche ist demontiert und ich kenne dich Leser jetzt nicht persönlich, vielleicht hast du Glück, aber die Wahrscheinlichkeit ist groß, bei dir auch. Die Voreinstellung ist negativ. Verdächtig ist der Gasgeruch. Es sammelt sich, das Gas, und wenn man die Funken sucht und findet, dann zündet es.

Männer wollen Probleme lösen. So sind sie konstruiert. Erinnert ihr euch, damals vor dreißigtausend Jahren an diese Szene: Es ist kalt und windig und es gibt Nachrichten über Säbelzahntiger. Und du der Mann erkundet diese schwarzen Löcher unter den Felsen auch wenn neu und unbekannt. Hier war die Gruppe noch nie, sieht aber sicher aus und kurzer Check: Keine Bären drin. Also winkt der Mann seinen Leuten, denn die Gruppe soll hinein.

Problem gelöst, denn sicher sind sie jetzt und obendrauf gibt er dem Ding, was da so hallt und dunkel ist um sie herum einen passenden, schallenden Namen: „Höhle" zum Beispiel.

Probleme lösen, handfest und ohne zu viel Zögern und zu viel zu ergründen ist ihre Voreinstellung. Da ist ein Problem und eine Lösung muss her und zwar möglichst schnell.

Was bei Höhlen, der Jagd oder der Karriere ganz gut funktioniert, wird bei anderen Herausforderungen zum Problem.
Das Problem „Schwanz steht nicht" ist ein Problem, das er lösen will. So wie ich bei der „Dame zehnter Januar".

Dummerweise ist der schlaffe Schwanz nicht das Problem, sondern das Symptom eines inneren Problems. Anstatt das Problem dahinter zu sehen und eine Ursache zu vermuten, versuche ich mich am Symptom und analysiere und verstärke somit das innere Problem durch die Analyse Symptom – Schwanz steht nicht.

Um den negativen Regelkreis zu durchbrechen, muss man verstehen, dass er negativ und etwas Eigenes ist, weil ansonsten Fehler gesehen werden, wo keine sind. In meinem Beispiel war es, „sie will nicht mit mir". **Die Analyse ist falsch, weil die Ursache hier im Außen gesehen wird. Die Richtung ist falsch, das Problem ist innen.**
Ich muss verstehen und mich einfühlen, dass mein Inneres falsch voreingestellt ist, dass mein Körper Lektionen gelernt hat, die fragwürdig sind.

„Senke den Schwanz, wenn die Frau skeptisch guckt", wäre so fragwürdige Voreinstellung zum Beispiel. Sie will nicht, ist nicht wahr, sondern es war – das „war" ohne „h", es ist Vergangenheit, nicht Wahrheit. Damals war das so.
Heute gibt dafür keinen Grund! Warum sollte er das tun? Warum sollte er den Schwanz senken, wenn sie nicht will? Das ist absurd. Was hat die Frau mit seiner Lust zu tun?

Aber sein Schwanz reagiert, er tut es und woher kommt diese Macht? Weil er so voreingestellt ist, denn Mutter fand das damals nicht gut, dass sein Pipimann vor ihr steht. Bitte nicht lachen, genau so war es, du warst dabei, garantiert, und es wirkt![11] Bist du jetzt bestürzt? Sehr gut! Bestürzung ist Wut und Wut ist gut!

Ich möchte da nicht tiefer gehen, das wäre ein anderes Buch. Und es war nur eines vieler Ideen und Voreinstellungen. Nur die Richtung. Wichtig ist die Richtung, in die du schaust.

Innensichten, Einfühlen, Körperarbeit, Leiblichkeit - igitt! Was für Themen!?! Da will sich ein Mann doch nicht mit beschäftigen, sagt er sich und willkommen in der nächsten Fehleinschätzung. Das sind seine Fachgebiete. Das ist typisch männlich. Körper, klarer Blick nach innen und außen, Klarsehen und lösen, das sind männliche Kernkompetenzen. Nur wurde ihm immer gesagt, er dürfe das nicht. Siehe oben.

Müsst ihr aber. Sonst versteht ihr es nicht und erfüllt, was ich in diesem Buch als Provokation verlange: **Ihr düngt Impotenz, denn schreckhaft starrt ihr auf euren Schwanz.**

Männer, übergeht euren Körper nicht! Sex und Potenz und Erektion ist etwas Körperliches. Dies ist ein Buch mit viel Theorie und Buchstaben, die als Gedanken in euren Kopf gehen sollen. Das mögen Männer, das ist einfach. Das machen sie ständig und sind geübt verkopft.

Aber; **Impotenz ist ein Körperproblem. Ihr müsst es erfahren an der eigenen Haut.** Einfühlen. Das kann dieses Buch aber nicht. Hier kann ich nur den Weg bereiten, damit ihr Euren Kopf so einstellt, dass der Körper wirken kann.

Vorsicht Falle !

An dieser Stelle das letzte Kapitel des Theorieabschnitts, ein wenig fremdartig für die meisten wird das, die östliche Sicht: Tantra, Chakren und Gedöhns

Tantra, Chakren und Gedöns

Ich werde jetzt ein bisschen persönlich, einfach weil das wärmer klingt:

Ich habe ein Jahr in Benares gelebt. Das ist am Ganges, so eine heilige Stadt in Indien. Das klingt schön, doch glaubt mir, das wollt ihr nicht. Ich war beruflich da, toll fand ich das da nicht.

Nach einem Jahr am Ganges versteht man, dass diese Menschen in Indien anders sind. Komplett anders. Es ist eine tiefe Erfahrung, dass Menschen vollkommen anders und verschieden sind, sein können, denken und funktionieren.

Zu unserem Thema hier: Sie haben eine vollkommen andere Vorstellung von Körper und Geist. Es ist so gänzlich und tief von unserer verschieden, es ist nicht einmal diametral.

Wo wir Körper und Geist trennen, überhaupt schon verschiedene Wörter dafür haben, haben sie diese Trennung nicht. Die Wörter fehlen ihnen auch, sie müssen mogeln mit Adjektiven und Relativsätzen, wollen sie Inhalte transkribieren und wir müssen das auch im umgekehrten Fall. Oft reden wir vom Gleichen, aber war man lange genug in diesem Land, in der Stadt der Leichengerüche, wo eine einzelne Kuh im Stadtzentrum den Verkehr einer Millionenstadt zum Erliegen bringen kann, versteht man, dass Gleiches nur gleich klingt, aber nicht das Gleiche ist. Worte reichen nicht.

Für uns im Westen gibt es da den Körper und seine Teileinheiten und der funktioniert, oder er funktioniert nicht. Und dann gibt es da den Geist und der macht x,y,z.

Da drüben am heiligen Fluss, der Gangha (Ganges), ist das komplett anders. Körper und Geist ist eine Einheit und da sind Energieflüsse und kommunizierende Ebenen, obwohl sie das nicht Ebenen in unserem Sinne nennen und meinen. Sie haben andere Wesenskonzepte.

Ich fand das komplett bescheuert damals, auch weil man sich vor diesem Land, diesem Wahnsinn dort schützen muss, denkt man, aber natürlich nimmt man etwas mit: Die Ahnung, dass es etwas Anderes gibt.

Und später, wieder in Sicherheit und am wahren heiligen Fluss, dem Rhein, widmet man sich dann doch dem ANDEREN.

Fazit: Sie haben recht. Ihre Sicht, die ganzheitlicher Sicht, die der Einheit von Körper und Geist und einigem mehr, klingt für uns verschwurbelt und verschroben, aber sie wird der Wirklichkeit Körper-Geist-und-so gerechter. Unsere technokratische Sicht von Körper – medizinisch - und Geist – psychologisch/soziologisch/Wasweißich - ist zu trennend, zu zersplittert, dysfunktional für diesen Zweck. Und das zeigt sich ganz besonders an einer Schnittstelle zwischen Körper und Geist: der Potenz. Wo so viel Zusammenarbeit und Interdependenz gegeben ist, hat die ganzheitliche Sicht Heimvorteil.

Ja, es gibt auch bei uns in Mitteleuropa ganzheitliche Ansätze, das ist schön und gut und netter Versuch und dienlich, aber unsere Freunde am Ganges und seinen Nebenflüssen hatten einfach schon viel mehr Zeit und Tradition sich diesen Dingen zu widmen, sie machen das nämlich seit Jahrtausenden schon. Wir mussten von hundertfünfzig Jahren neu anfangen damit. Blutige Anfänger sind wir. Sie sind einfach besser darin, aus die Maus. Lernen wir und schauen hin:

Ich vereinfache. Ich vereinfache so übel und brutal, dass ich alle, die etwas von Tantra, Chakren und Co. verstehen hiermit bitte, jetzt gnadenvoll die Augen zu schließen für ein paar Absätze. Ich will es schnell und schmerzlos und für die Landbevölkerung zusammenfassen. Sie sollen es nicht verstehen nur ein wenig ahnen, ohne in Abwehr zu gehen. Ich weiß, es ist Verstümmelung heiliger Weisheiten, es tut richtig weh. Mir auch, muss jetzt aber mal.

In der östlichen Sicht, den Sichten, es sind mehrere, ist Körper und Geist und Göttliches eine Einheit. Es sind drei: Körper, Geist, Gott. Eins, zwei, drei Gleiche und nur Erscheinungsbilder des Gleichen. Wenn du gläubiger Christ bist, dann kennst du das: Der Vater, der Sohn, der Heilige Geist. Eins, zwei, drei! Verdächtig dreifaltig und richtig: Das ist das gleiche Konzept, die Christen haben das beim östlichen Nachbarn durchgepaust.

Und damit ist Schluss mit Gemeinsamkeiten. Jetzt wird es schräg: In der östlichen Vorstellung steigt die Energie im Menschen auf, tritt durch einen Punkt der in etwa dem Damm, zwischen Anus und Geschlecht entspricht in den Menschen ein – nicht bildlich denken, denkt euch irgendwas glitzernd Symbolisches – und nimmt die Passage durch den ganzen Körper durch alle Etagen hindurch. Unter Nabelhöhe läuft es vorbei – ganz wichtig für unser Thema –, durch den Bauch, Brustraum, Hals, Gesicht und tritt dann, wenn es gut läuft, an der Schädeldecke wieder aus und nimmt Kontakt zum Göttlichen auf. Und wieder Retoure und zurück die ganze Reise, vom göttlichen Himmel runter in die Basis. Diese einzelnen Etagen sind die besagten Chakren, davon hat jeder schon einmal gehört. Es gibt noch viel mehr, Leiterbahnen, Punkte, Zonen, hast du nicht gesehen.

Wichtig ist hier für uns bei der Pflege unseres Problems: Es fließt. Es sollte fließen. Energie sollte fließen, und zwar möglichst ungehemmt, dann ist alles gut im Leben und überhaupt.

In der östlichen Sicht gehen fast alle Probleme auf einen fehlenden Energiefluss zurück. Irgendwo ist etwas gestaut und kann nicht hindurch.

Da gibt es verrückte Vorstellungen, von Schlangen, die im Körper liegen und so ein Zeug. Ich weiß, es klingt bizarr, aber da haben Generationen sich Konzepte zusammengedacht. Glaube mir, wenn du die Schlange - die es natürlich nicht gibt - einmal in dir spürst, oder wenn sie auch nur mit ihrer Schwanzspitze wedelt, weißt du, wie unsere Ahnen auf diese Ideen kamen, und der gibst deinem neu erkannten Haustier einen Namen, es gibt die Schlange nämlich doch, nur nicht im westlichen Kopf.

Ich will hier nur locker vermitteln, dass es sich lohnt hinzuschauen. Man muss das nicht unbedingt machen oder glauben. Aber die Ahnung, dass es da Anders gibt, kann helfen, wenn man auf gesicherten Wegen steht, aber nicht weiter weiß.

Es soll fließen, Energie soll fließen. Im Tantra, einer sexuell nicht gänzlich verklemmten Philosophie, ist Energie sexuell. Energie gleich Sex. Es gibt eigentlich nur eine Energie und Sex ist Ausdruck fließender, angewandter Energie. Beim Mann ist der stehende Schwanz – Lingam – die Schnittstelle zwischen Gott, Körper und Geist und das Medium ist die Energie. Bei der Frau ist das anders, besonders die Richtungen, aber um die Frauen geht es nicht hier.

Lebensenergie und sexuelle Energie ist kosmisch und somit das Fluidum des Lebens, so sehen die das. Das stimmt sowas von dermaßen gänzlich und total, das ist meine bescheidene Meinung und ich bin nicht allein.

Staut sich an irgendeinem Punkt, in einer Etage, einem Chakra die Energie, weil da eine Blockade ist, klappt es auch nicht so richtig mit dem Sex. Das stottert oder schlimmer, kommt zum Stehen. – Total vereinfacht jetzt.

Impotenz – der Schwanz steht nicht – ist in ihrer Sicht, ein Energiestau. Totalblockade. Es fließt nicht. Fühl dich mal ein, versuche es mal. Nur so zum Spaß. Es ist komplett kostenlos und die Gefahr ist gleich null. Ach ne, mache es besser nicht. Das Buch meint das Gute ja andersherum und gönnt dir keine Erektion.

Dazu eine Geschichte. Ich will zeigen, wie konkret das ist, was zunächst nach Spinnerei bei zu viel Inhalation von Räucherstäbchen klingt. Wieder ein Beispiel von mir so erlebt, und keine Angst, sehr östlich ist es nicht, sehr westlich sogar, mein Beispiel spielt im Bordell.

Damals, als ich entdeckt habe, dass ich Sex will und was das ist, so Ende dreißig, saß ich im Bordell in lustiger Runde in der Lounge.
Da sitzt man gemütlich. Jetzt nicht denken das wäre lasziv und die Weiber wären nackig und teurer Campus fließt. Nix da. Stellt es euch wie in einer lauschigen Hotellobby vor und vor jedem steht ne Cola oder ein Kaffee und alle sind sittsam. Echt jetzt.

Das Thema der Plauderei in den Ledersofas war doof, das Thema war nämlich ich. Die Damen kannten mich ja, und während ich zwischen diesen Biestern saß, diskutierten sie meine Gewohnheiten.

Perfektes Sujet, um sich neue Komplexe einzufangen. Habe ich dann auch. Sie waren sich einig, ich sei auffällig leise beim Sex, ich machte angeblich keinen Laut. Absolutes Schweigen von mir, kein Stöhnen, kein Dirty talk, nix.

Ist ja klar, wie die nächsten Beiwohnungen abliefen. Zwar habe ich kein Mikrofon aufgebaut, aber genau hingehört habe ich schon und verdammt, die Gören hatten Recht. Absolute Stille von meiner Seite. Normal war das nicht.

Später, deutlich später, ganz anderer Ort, andere Dame, andere Kompetenz und Provenienz, wurde ich angehalten zu Tönen beim Sex, sollte Laute von mir zu geben. Bitte nicht lachen, ich sollte es machen, wie bei einer Geburt. Da soll man das nämlich auch, tiefe, fließende Laute ausstoßen, damit das Kind besser rutscht. Okay, ihr dürft lachen, habe ich damals auch.

Natürlich holpert das, weil man sich maximal bescheuert vorkommt. Was man nicht so alles macht, wenn einem die Frau gefällt.

Aber dann: Offenbarung! Die Stimme zu lösen, laut zu sein, verbal Ausdruck zu verleihen dem Gefühl, was da strömt, schiebt das Sexuelle, das Erleben in eine neue Dimension. Das ist keine Übertreibung, zumindest bei mir war es so.

Kein Wunder. In der östlichen Vorstellung war mein Halschakra blockiert. Der Hals ist zuständig für das Zeigen und Äußern der Gefühle, dem Ausdruck verleihen. Wenn man das nicht tut oder kann, staut sich die Energie im Hals und fließt nicht. Das endet dann da und göttlich wird nix.

Das Östliche ist eine andere Sprache, eine andere Denke. Und ich kenne Menschen, auch Männer, die zu ihrer Sexualität gefunden haben, auch zu ihrer Erektion, weil sie verdammt noch mal laut geworden sind und ihr Halschakra geöffnet haben.

Wenn das mal immer so einfach wäre. Meistens sind die Blockaden mehrfach, schwieriger, hartnäckiger als das. Es sollte ja nur Beispiel sein.

Ich werde immer wieder einen Ausflug in den Osten machen in diesem Ratgeber, in die östliche Sicht und auf Energiefluss hinweisen, der blockiert wird und ist.

Natürlich, weil es nützlich ist für unser Projekt Impotenz. Wenn wir unsere Chakren verstopfen, so richtig gut deckeln, keine Chance, dann fließt nix und jede Frau ist enttäuscht. Freut ihr euch?

Tipp

Scheiß auf Chakren, Energiefluss und innere Prozesse. Wenn du fickst, dann ist das unten und küssen nur, damit die Alte will. Man muss da dran arbeiten, dass er mehr steht, als hängt, klar.

Aber Energiefluss! Energie hast du doch! Das ist Räucherstäbchen und Weiberkram. Natürlich hast du Gefühle und bist Mann!

Mache es so. Das ist ein bewährter Pfad. Vielleicht ein bisschen antiquiert ist die Sicht, aber die darf auch mal, finde ich, auch weil sie dich überhaupt nicht weiterbringt.

Demontage zu zweit

Jetzt wird es konkret, jetzt beginnen die Empfehlungen, denn hier kommen die Ideen und Vorschläge, wie du dich negativ selbst verstärken und demontieren kannst. Ideen und Konstrukte, wie du dich demoralisierst und über kurz oder lang deinen Selbstwert zerstörst.
Ohne Selbstwert stellt sich der Schwanz nicht auf, oder nur schwer. Sozusagen ist der Selbstwert der Haltepunkt, an dem sich der Schwellkörper abstützen kann, psychisch gesehen.

Natürlich sind das nicht alle Ideen, es sind nur die üblichen. Einige sind trivial und kommen dir bestimmt bekannt vor und sollen sie auch.
Wenn dir bessere einfallen, die auf dich persönlich zugeschnitten sind: Bittesehr! Ausgezeichnet. Nutze sie, werde dir bewusst, was du machst.
Das hier sind durchaus Gedanken, die jedem Mann einmal kommen, auch an guten Tagen. Alles nicht schlimm, das bedroht die Potenz nicht per se und automatisch. Außer man pflegt sie und/oder sie sind Zündfunke oder weiteres Glied einer Abwärtskette, dann bedrohen sie sehr.

Fangen wir an mit dem Gemeinsam, mit dem, was man gemeinsam mit der Frau an Destruktivem tun kann.
Zu zweit ist es ganz leicht, lebt der Mann bereits mit der passenden inneren Atmosphäre als verunsicherter Mann, ist da bereits dieser Gasgeruch.

Methode 1: Eigendiagnose

Ausdrücklich ist in diesem Kapitel nicht die Diagnose „erektile Dysfunktion" des Arztes gemeint. Das ist eine andere Situation. Um diesen Befund, eine medizinische Indikation und die Nachricht darun geht es nicht. Hier geht es um die Eigenanalyse, die Selbsterkenntnis.

Nur in den allerseltensten Fällen dürfte die Nachricht „du bist impotent" vom Arzt erstmalig gestellt werden. Diese Idee erreicht den Aspiranten anders, denn diese „Krankheit" bemerkt man. Er steht ja nicht mehr, oder nicht mehr so, wie er soll.

Für die Frau interessant

Was so eindeutig und schnell zu bemerken sein sollte, ist nicht so.

Nach vielfachen Berichten ist es fast immer die feste Partnerin, die einen auf mangelnde Performance des Gemächtes aufmerksam macht. Vielleicht auch indirekt, indem man gemeinsam merkt, dass etwas nicht stimmt. Frauen habe da so ihre Methoden, dass der Mann denkt, er habe gedacht, dabei hat er nur nachgemacht.

Etwas stimmt nicht. Die Erektion ist gestört. Es geht nicht mehr so gut. Das kann plötzlich auftauchen oder langsam anschleichen, der Schwanz wird nicht mehr hart genug und schnell wieder weich in oder vor der Frau.

Das ist natürlich nicht schön für den Betroffenen und auch nicht für die Frau. Wichtig ist, wie das abläuft. Das entscheidet über die psychologische Wirkung, später mehr davon.

Um die Diagnose noch schwieriger zu machen, ist alles nicht konstant, denn es funktioniert nur dann und wann nicht, nur unter bestimmten Bedingungen nicht.

Katastrophale Ausgangsbedingungen sind das, um zu verstehen, wo man steht und wie die Lage ist.

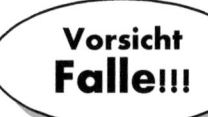

Vorsicht Falle!!!

Wie fällt dem Mann eine Potenzstörung auf, wenn man keine feste Partnerin hat? Das ist gar nicht so einfach. Onanie ist nicht der Maßstab, denn man hat die Sache wortwörtlich selbst in der Hand und kann die Stimulation steuern und lenken.

Der Regelfall ist, so wird mir berichtet und habe es selbst erlebt: Onanie geht wunderbar, nur mit der Frau klappt es nicht, gelegentlich und du weißt nicht, wie sehr gelegentlich das Gelegentlich ist. Du hast nur eine Ahnung, irgendetwas ist gestört.

Ich wiederhole:

Impotent ist, wer in der überwiegenden Zahl der Fälle eine nur unzureichende Erektion aufbauen kann, um eine Frau hinreichend zu penetrieren.

Das ist die Definition. Klingt klar und eindeutig, doch, was ist die überwiegende Zahl der Fälle? Was ist unzureichend? Was ist hinreichend?

Da ist viel Interpretationsspielraum und genau das nutzt die Psyche aus. Je nach Voreinstellung blendet sie Erkenntnis weg oder geht überschnell darauf ein und sieht eine Impotenz, wo eine kleine Störung ist. Oder umgekehrt, je nach Voreinstellung.

Dieses Schwammige und Ungewisse ist ideales Umfeld für einen schwachen Selbstwert sich in einem Mangel wiederzufinden.

Nochmal, ich schrieb es oben schon: Der Selbstwert will seinen Zustand bestätigt wissen und beweisen, dass er so ist, wie er ist. Er fühlt sich dort am wohlsten und will es stabil. Ist er schwach, ist fehlende Erektion ein perfektes Sujet munter Selbstentwertung zu betreiben.[12]

Ist der Selbstwert stark und stabil, prallt die gleiche Situation als kleine Unzulänglichkeit ab. Oder er sucht den Grund bei der

Frau, oder Ursache ist der stressige Job. Alles nicht so schlimm. Nichts passiert.[13]
Ist der Selbstwert aber geschwächt, greift er die Störung als Anlass auf und versucht sich in Eigendiagnose.

Ganz schwierig ist es, hat man ständig wechselnde Partnerinnen. So kann man eine ausbleibende Erektion als Einzelfall abtun und ganz viele Einzelfälle reihen sich aneinander. Oder eben nicht und man denkt 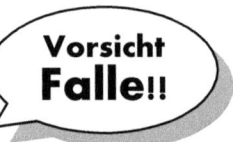 es nur. Man hat überhaupt keinen Überblick, wie potent man eigentlich ist, nur so ein Gefühl, welches nur das Echo des Selbstwertes ist.

Nur selten hat man das Glück an eine Frau zu geraten, die sofort meckert, weil er nicht steht beim ersten oder zweiten Date.
Ich hatte dieses Glück. Eine sehr freche Hure sagte es mir beim zweiten Termin. Total unverschämt. Ich habe ihr kein Wort geglaubt und hocheffektiv hat mein Verdrängungsmechanismus sechs Jahre weggeschaut. Das gibt es nämlich auch. Ist man der **Verdrängertyp**, verheimlicht die Psyche das Problem vor sich selbst.

Ich habe drei Typen identifiziert. Es gibt offensichtlich drei Arten der Männer wie die Erkenntnis „da ist ein Erektionsproblem bei mir", in das Bewusstsein sickert. Ich habe einmal eine kleine Tabelle gemacht, die da die Unterscheidung macht.
Der **Blitzmerker**, der **Nichthingucker** und der **Verdränger**.

Blitzmerker
•kleiner Anlass und er ist sofort besorgt •geringer Selbstwert fordert permanenten Alarmzustand •in Dauerdiagnose •Schnellreagierend, hektisch, gerne bei der Partnerin nachfragend - Wie war ich?

Nichthingucker
•wird von der Partnerin auf Problem aufmerksam gemacht •schätzt die Zahl der "Ausfälle" falsch ein •hält den Sex einfach und kurz •braucht eine Partnerin, die ihn von der Auffälligkeit überzeugt •Geht von Zufall, Ausnahme aus, "ist schon mal so"

Verdrängertyp
•schaut nicht hin •übersieht Schwierigkeiten mehrfach, nimmt es wahr und "vergisst" es immer wieder •ausgefallene Sexpraktiken zur Vertuschung des Problems (unbewusst) •Ideales Umfeld: wechselnde Partnerinnen - macht Verleugnen einfach •stimmt halbbewusst zu (bei monotoner abwesender Stimme)

Aber irgendwann, egal ob jemand meckert oder es als Selbsterkenntnis in das Bewusstsein kommt, irgendwann erkennt man, dass es mehr als nur hin und wieder Erektionsstörung ist, nein, es könnte mehr sein, Impotenz.
Gerne, weil man unzufrieden ist mit dem Sex und – wie fast alle berichten – es sehr stressig wird. Oft ist der Stress, das Erste was auffällt bei aller Unbewusstheit im Bett: Der Sex ist unglaublich anstrengend, nicht nur körperlich. Es ist der pure Stress. Ich berichte gleich, warum das so ist. Stress im Bett ist ein deutlicher Anzeiger, dass etwas nicht stimmt, denn dort sollte es nicht stressig sein.

In diesem Stadium schreitet man zur Selbstdiagnose, gerne im Internet. Der Mann rennt da nicht zum Arzt. Erstens ist es ein unangenehmes Thema, zweitens ist der Mann sich seiner Anzeichen nicht sicher und drittens ist da das vage Gefühl, dass das Problem nicht medizinisch-organisch ist. Es ist etwas Anderes weiß er im Hinterkopf.

Man sucht im Internet nach Definitionen und findet Selbsttests. Dort werden Fragen gestellt. **Fragen, die alle** 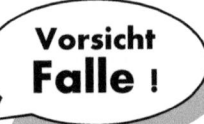 **Selbsteinschätzungen fordern, die wiederum Ergebnis von Selbstdiagnosen sind. Ich hoffe, ich muss nicht darauf hinweisen, dass diese vom Selbstwert gefärbte Meinungen sind. Die Realität ist das nicht.**

Am Ende steht dann die Diagnose mittelimpotent. Und das ist noch gnädig. Hat der Selbstwert einen schlechten Tag, gibt er negativere Antworten vor und du wirst sofort zum schweren Fall.

Selbst wenn du diesen Tests nicht traust, ab jetzt geht es bergab, denn die Idee Impotenz ist geboren und hat einen Namen.

Stellen wir uns das einem plastisch vor, dann wird klar, was ab jetzt beim Beischlaf passiert. Das Bett wird zum Katastrophengebiet:

Du bist im Bett mit deiner Partnerin und vielleicht ist sie ausgerechnet die Frau, mit der du deine Erektionsschwäche diskutierst.

Na, dann mal viel Spaß beim Sex, denn ein großer Teil eurer Aufmerksamkeit wird liegen auf einem bestimmten Detail: steht er und wenn, wie sehr?

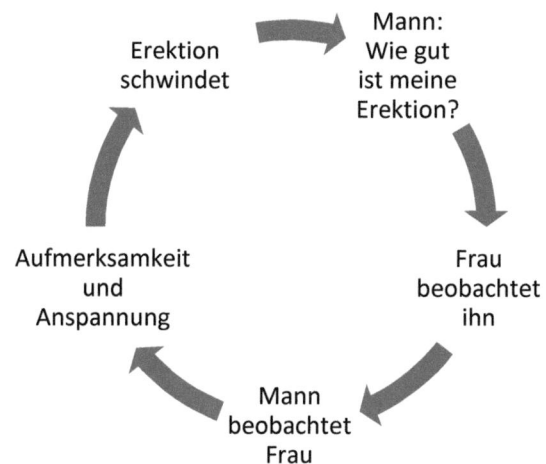

Dummerweise ist Erektion-Lust-Schwanz-Situation ein System fünften Grades und selbstreferenziell. Das bedeutet: Wie sehr er steht beeinflusst die Erregung der Frau und des Mannes und diese Bewertung der Beobachtung und die Beobachtung selbst beeinflusst wiederum die Erektion. Als Sahnehäubchen bindet die Beobachtung Aufmerksamkeit und behindert das sexuelle Spiel. Was für ein Chaos!

Schön ist das nicht und je mehr die Erektion schwindet, desto mehr Aufmerksamkeit wird eingefordert. Ein Teufelskreis.

Man muss kein Mathematiker sein, um sich auszurechnen, dass es abwärts gehen muss mit der Standfestigkeit.
Das kann nicht gut gehen. Ein großer Schritt in diese Richtung ist die Diagnose, denn so wird groß und rückt in den Fokus, was vielleicht nur eine kleine Irritation war. Entscheidend ist der Selbstwert. Er ist das Zünglein an der Waage und macht aus einer Schwäche eine Impotenz in Phase eins, denn das Kind hat einen Namen. Das Problem ist die Beobachtung selbst.

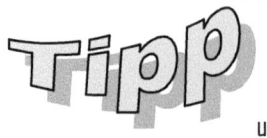 Wiederhole die Tests. Es gibt viele verschiedene und jeder Tag ist anders. Wiederhole, denn so verfestigt sich der Gedanke und eine negative Erwartungshaltung entsteht. Da ist ein Problem, das es zu beobachten gilt. Eine fabelhafte Ausgangsposition für weitere Abwertung und Schwächung der Erektion.

Besonders schlimm: Ist die Diagnose nicht eindeutig, hängt man komplett in der Luft. Es stimmt etwas nicht, aber was. Jetzt ist es amtlich: Das System ist organisch geschwächt. Die Durchblutung nicht mehr so gut. Da ist ein Problem, das beeinträchtigt, ein halb abgeklemmter Nerv, eine Prostata, die wächst, irgendetwas dieser Art. Aber es funktioniert noch. Nur wie viel … man wird sehen. Ungewissheit.

Ja, wie ist es denn jetzt? Wie impotent bin ich denn jetzt? Diese Frage stellt sich und die klare Antwort bleibt aus. Etwas stimmt nicht. Aber wie viel? Das hält einen auf Trab und löst Gedankenkaskaden aus.

Jeden Tag darfst du ab jetzt neu darüber nachdenken, wo du stehst, wie viel er steht, und nach jedem Sex wird neu justiert. **Wichtig!**
Schlimmer: Schon vor dem Sex hältst du (bildlich gesprochen) die Luft an, da das eine Prüfung wird. **Sex sind Potenzprüfungen ab jetzt und weiß deine Partnerin Bescheid, urteilt sie mit.**

Darf ich an dieser Stelle daran erinnern, dass eine Erektion nur möglich ist, wenn bestimmte Blutgefäße entspannen? **Vorsicht Falle !**
Schwierig in dieser Situation und so werden auch die Ergebnisse deiner Prüfungen sein: schwierig und angespannt. Mehr und mehr fällt der Aspirant durch, denn die Situation eskaliert und wird immer angespannter.

Das ist sehr unangenehm, bemerkt man das und ist bewusst. Läuft es unbewusst ab, versteht man die Welt nicht mehr. Man wird unruhig und es geht bergab, bergab und bergab.

Aus östlicher Sicht, verstopft man seine Chakren nach allen Regeln der Kunst. Die Prozesse und damit der Energiefluss werden getrennt. Der Kopf arbeitet an einem Problem, das Wahrnehmungssystem arbeitet fieberhaft, während Gefühle in Bauch gestaut werden und einem im Herzen die Partnerin aber wichtig sind. – vereinfacht jetzt mal.
Das ist kein Energiefluss, das ist ein Knoten und immer weiter verheddert es sich und Energie fließt nicht. So fühlt sich das auch an im Mann. Immer mehr kommt zum Stehen und dort ist Leere und woanders unverschämt viel Druck.

So verschiebt sich während des Sexes der Fokus vom Genuss hin zur Analyse. Du stellst Fragen und Sex wird zu einer Eigendiagnose.

Vorsicht Falle!!

Alles verschiebt sich vom Körper – Sex soll ja etwas Körperliches, etwas Sinnliches, etwas Ganzheitliches sein, aber das ist es nicht mehr. Kopf, Problem, Denken, Beobachten, das wird es jetzt, es wird anstrengend und verkopft.

Ich werde noch zeigen, dass dieses Denken ein starker Motor für Impotenz ist. Das Denken selbst ist es. Es erschafft das Problem, da Erektion Entspannung erfordert, Denken aber in Anspannung führt. Westlicher Sprech, ist das jetzt.

Methode 2: Es ist eine Katastrophe!!!

Ganz wichtig für unser Projekt, aber wahrscheinlich hast du es eh schon im Gefühl: Dein manchmal schlaffer Schwanz ist eine Katastrophe! Zwar sagt die Frau nix, tut ganz freundlich unbedarft, aber es ist so. Du bist eine Luftnummer, dein Schwanz steht nicht, es ist jämmerlich. Du bist jämmerlich, hier schau, so sieht das aus:

Und sie ist wirklich hübsch und blond und heiß und es ist das erste Mal mit ihr und wow! Du hättest gar nicht gedacht, dass sie will, dann aber doch und sie räkelt sich und griffig fühlt sich ihr Leib an unter deinen Händen.

Richtig aufgeregt bist du. Zwar zittern deine Hände nicht, das jetzt nicht, aber innerlich zitterst du schon. Es ist ein wenig Stress, angenehmer Stress. Der angenehmste Stress, den man sich vorstellen kann. Vorspiel mit der Frau!

Die Szene dreht sich, es wird konkret. Boh, wird das gut. Es rauscht in dir, fabelhaftes Gefühl, du pumpst an deinem Schwanz, denn der ist schlaff. Kein Wunder, denn bei diesem Weib, weißt du ja gar nicht, wo du hinschauen sollst. Die hast du ja gar nicht verdient, denkst du noch intern und grinst insgeheim.

Du pumpst und verdammt: Er steht nicht oder nur kaum. Sie aber will, schau, wie sie glänzt und lacht und sich räkelt auf dem Bett. Und du lässt sie warten ... Eh! Du lässt sie warten! Warum du Idiot? Das soll jetzt aber ... das soll ... noch etwas mau im Schwanz, das Gefühl. Noch zu mau. Es ist zu wenig und hart ist das in der Hand nicht, noch nicht. Aber gleich! Überall, der ganze Körper, von Nacken bis Sohle ist verkrampft. Sogar die Wade tut weh vor Anspannung, jeder Muskel. Nur der Schwanz nicht. Der nicht und hektisch wirst du und treibst an und weselst herum

Aber du weißt, dass geht! Er wird stehen, er muss nur erst einmal hinein in ihre Muschi. Wenn er einmal drin ist, dann ist da dieser Punkt, und dann geht das, weil, das ist dann so geil, dann wird der hart. Immer! Also setzt du an, obwohl er zu weich ist, und sie freut sich und strahlt und du schlüpfst hinein, und geil ...

und ... Vorsicht, Vorsicht, Vorsicht und nein doch nicht, schlaff gleitet er wieder hinaus. Mist. Es ist das widerlichste Gefühl der Welt. Ach verdammt, war ja klar ...

Halt! Stopp. Stopp jetzt, das ist wichtig! Merkt ihr es? Was für Gedanken! Der Mann ist die ganze Zeit am Denken. Der denkt und denkt und denkt, denn er hat Not. Die Frau ist so heiß und da will er nicht enttäuschen auf keinen Fall. Das wäre ja die Blamage pur. Hier jetzt Schlappschwanz sein, in diesem Fall ... das wäre ... also ... das ... ne ...

Perfekter Stress und das ist fabelhaft. So blockierst du alles und das Gefürchtete stellt sich ein. Gedanken stehen im Weg, die Atmung funktioniert nicht, der Blutdruck ist viel zu hoch, und: Da fließt nichts und alles ist blockiert. Welche Chakren blockiert sind konkret, ist jetzt einmal egal, wichtig ist, dass nichts funktioniert.

Voll in Gedanken, null im Genießen, null im Gefühl, null im Körper, gehetzt und unter Leistungsdruck – eine perfekte Kombination, dass er nicht steht. Wie soll er auch? Er müsste etwas entspannen, wie soll er da entspannen, wenn Angst und Not ist? Der Körper denkt, hier ist Krieg und Bedrohung und Flucht oder so. Da wird das Blut woanders gebraucht.

Die Grundmethode ist also „Stress erzeugen". Verstehe, dass es eine Katastrophe ist, die da passiert, und merke sie dir. Was du hier ablieferst, ist nix! Baue Druck auf für das nächste Mal, schon jetzt. Setze eine Kaskade in Gang, indem du dieses kleine Malheur – Verzeihung, diesen Totalausfall - ganz hoch hängst! Es ist ein Drama. Und wenn jemand nicht vergisst, dann eine Frau, die nicht befriedigt wird, garantiert.

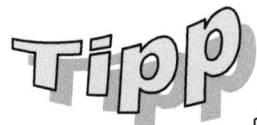
Denke nicht, dein kleines Malheur sei normal. Das ist es nicht. Jede Frau, besonders beim ersten Mal, erwartet, dass der Schwanz steht. Und diese Frau sowieso: Diese Frau ist hot und die kennt Schwänze gar nicht anders als prall und hart. Sie hat

harte Schwänze verdient und das weiß sie auch, egal wie sehr sie lächelt dazu und behauptet das sei kein Problem. Du lieferst nicht und Sekunde um Sekunde rutschst du in ihrer Achtung.

Also gib Gas und beeile dich!

Ist sie deine Ehefrau oder Dauergeliebte zu sorge dich. An deiner Erektion liest sie deine Liebe ab. Das ist eins zu eins. Kannst du nicht, liebst du sie nicht. Ich will ja keinen Druck machen, aber ..., ach du schaffst das schon.[14]

Methode 3: Das bleibt und geht nie wieder weg

Das bleibt jetzt so. Wenn das einmal passiert, dann kommt das immer wieder.

Das ist eine Regel, beinahe Gesetz. Klar, kann man mal einen schlechten Tag haben oder irgendetwas hat nicht gestimmt, oder es war der Alkohol. Ein halber Kasten Bier ist vielleicht etwas viel für eine Erektion, aber das mag alles sein, für dich gilt diese Regel nicht. Diesmal nicht. Bisher ging das immer, jetzt nicht mehr.

Der Körper lernt schnell, weißt du, und wenn nicht der Körper lernt, dann der Kopf. Merkst du nicht schon, wie du daran denkst die ganze Zeit, wie es das nächste Mal sein wird, nämlich nicht?

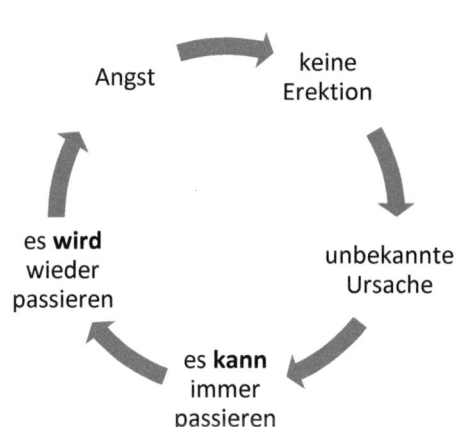

Das dreht sich jetzt immer schneller und schon deshalb: Es wird wieder passieren, garantiert. Es ist im Kopf und im Körper, gelernt ist gelernt.

Wenn dein Schwanz nicht bei ihr steht, liegt die Wahrscheinlichkeit auf Schwanzerweichung beim nächsten Mal schon bei fünfzig Prozent. Beim übernächsten Mal schon bei fünfundsiebzig Prozent und schnell ist man im mehrhundertfachen Prozentbereich.

Das ist erwiesen! Und außerdem hast du es im Gefühl, oder nicht?

Glaubt Euch den Scheiß und macht euch verrückt. Das ist der Weg zum Glück, also wenn die Hölle euer Glück bedeutet. Das ist

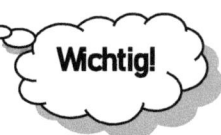

Wichtig!

ein kurzer, effektiver Weg, es ist eine wahre Abkürzung ein wichtiger Baustein auf der Wegstrecke zur Impotenz. Es baut Erwartungsdruck auf und zerstört Hoffnung. Es wird nie wieder gut.

Damit ihr euch nicht so allein fühlt, hier ein Auszug, wie das aussieht, oder aussehen kann. Eine Innensicht, wie aus einem Einzelereignis ein „für immer" wird:

Für die Frau interessant

Szenenaufbau eins: Dreißig Sekunden nach dem Sex, *der Schwanz ist noch nass, aber schrumpelig und winzig und klein. Es hat nicht geklappt. (Das sind jetzt Gefühlsfetzen, nicht wundern. Das Karussell dreht sich so schnell, dass man gar nicht mitschreiben kann):*
Das war jetzt doof. Mau. Wie sie guckt. Nein sie guckt normal. Sie täuscht. Es war doof für sie, aber ich fühle nichts. Gefühllos ist mein Schwanz, als seien da keine Nerven drin. Keine Kraft. Nie mehr. Das wird wieder so sein. Da ist nichts, mein Schwanz ist schlaff und bleibt. Das ist so neu. Eine neue Eigenschaft.
(Anmerkung der Redaktion: Das Verzweifelnde an Verzweiflung ist, die Zeitlosigkeit. Dieses Segment des Gehirns, das das macht, hat kein Zeitgefühl und wirkt nur im Präsens, alles ist Gegenwart. Es gibt keine Zukunft und keine Vergangenheit. So kann es sich nicht vorstellen, dass es anders wird. In welcher Zukunft denn? – Wenn du also das Gefühl hast „Es wird nie wieder", dann liegt das daran, dass dein Gehirn so nicht denken kann. Mit deinem Schwanz hat das nichts zu tun und gilt auch für andere verzweifelte Lebensbereiche)
Zehn Minuten nach dem Sex – *streichelnd an der Frau: Nichts. Ich fühle nichts da unten. Noch immer nicht. Es bleibt. Verzweiflung breitet sich aus.*
Eine Stunde danach - *es muss zurückkehren. Wo bleibt meine Kraft? Mein Gefühl? Nichts, Leere dort. Wie soll ich denn damit?*
Am nächsten Morgen – *das ist bestimmt organisch. Es hat sich auch etwas verändert, ich spüre das genau. Wenn ich hinfühle,*

spüre ich es. So Kleinigkeiten. Das sinkt und wird weniger. Immer weniger wird das.

Ein Tag danach, *zum hundertfünfundzwanzigsten Mal – Schwäche, da ist diese Schwäche wieder. Das bleibt. Und heute die Verabredung. – Kehrtwende – achwas. Unsinn, das war der Wein. Der Wein hat geschwächt, kein Wunder. Kein Thema. Ganz easy – sagt er sich und fühlt, dass es nicht so ist. Die Schwäche ist da, sie bleibt. Er fühlt es.*

STOP – nur so als Hinweis: Nichts davon ist real. Das ist alles nur erdacht. Jeder der schon einmal, ich nenne das jetzt „schwanzfokussiert" meditiert hat, weiß, dass er diesem Körperteil – übrigens jedem Körperteil – Kraft, Entspannung oder Kraftlosigkeit suggerieren kann.

Was da passiert ist eine Verwechslung. Man fühlt sich ein und liest angeblich den Status seines Schwanzes aus. Das stimmt aber nicht. Das Unterbewusstsein war schneller, weil: Ist es immer.

Vorsicht Falle !

Es ist dir immer voraus und hat dem Schwanz längst geflüstert, wie die Voreinstellung zu sein hat: schlaff. Das ist der Erwartungshorizont, denn so soll es sein, bist du verunsicherter Mann. Der verunsicherte Mann hat einen negativen Erwartungshorizont von sich selbst. Wenn du auf deine innere Reise gehst und abtastest, wie es denn so läuft hier und da, liest du nur aus, wie es sein soll. Du gibst die Information in das Körperteil hinein, bevor du liest – zumindest, wenn du keine Übung mit Meditationen hast.[15]

Das klingt krude für dich? Joh, klingt so, stimmt, ist aber so. Nutze es einfach. Nutze es und betrachte deine innere Leere und Schwäche. Projiziere sie mit jedem Blick in dein Genital. Pass bloß auf, dass du nicht mit Gedanken an einen steifen Schwanz abrutschst, dann stellt er sich nämlich auf.

Mit der munteren Erwartung, dass es nichts werden wird, wird es nichts, ganz bestimmt. Wenn es für irgendetwas gilt, dann für den Bereich Schwanz, der ist nämlich immer für eine negative Überraschung gut, wenn du es willst.

Methode 4: Glaube ihr kein Wort

„War das jetzt doof für dich?"
„Nein, nein. Das kann passieren. Macht mir nichts", spricht sie und lächelt dazu.

Glaube einer Frau kein einziges positives Wort. Die Situation ist ja klar: Es hat nicht funktioniert, oder mal wieder nicht funktioniert. Der Schwanz blieb schlaff und du konntest sie nicht befriedigen, ihr keine harte Stange in die Muschi schieben, dass sie schreit und wimmert und dich presst und bebt und seufzt: „Wie geil, was für ein Hengst!"
Nein, alles, was blieb, war ein Gestreichel, ein Gekümmere oder maximal eine Fingerei, warst du einfallsreich.
Das ist ja kein Ersatz für sie. Das ist ganz nett, aber einfach nicht das Gleiche. Es ist kein Fick.

Aber natürlich sagt die Frau dir das nicht, nicht so. Das tut man nicht. Bei Frauen hat sich längst herumgesprochen, wie empfindlich die Männer da sind.
Außerdem haben die Damen auch ein wenig Spaß daran zu mogeln und zu schummeln. So auch hier.
Sie lügt. Es war doof für sie mit dir. Zwar findet sie dich jetzt nicht direkt total kacke, denn stimmt ja: Es kann ja einmal passieren. Das kommt vor beim Mann und du bist nicht der Erste, aber so zwei, drei Stufen stehst du jetzt tiefer auf der Leiter, garantiert.
„Nein nein" und Lächeln dabei, ist die Art der Frau durch die Blume zu vermitteln, es ist unsichtbarer Druck.
Das ist ja das Gemeine an der Manipulation: Wahrheit wird mit Lüge vermischt, typisch weiblich. „Das kann passieren" ist der wahre Teil ihres Sprechs, „ist nicht schlimm" die Lüge.
Bist du verwirrt? Gut, dann kläre wirklich, wie du denkst, ich helfe dir nicht. Denken musst du.

Der Frau nicht zu glauben und das negative zu unterstellen ist eine wichtige Methode, da sie tief verunsichert. Bist du ein eh schon verunsicherter Mann – siehe Gasgemisch – ist die Meinung von Frauen über dich dir sehr wichtig. Ein bisschen abhängig bist du. Es ist das Echo von damals, diese Frau, die dich so verunsichert hat, damals schon am Küchentisch in deiner Kindheit. Das ist jetzt wieder das selbe, und deshalb hörst du so genau hin, fragst sogar nach bei der Frau im Jetzt. Auch damals hast du auf weibliche Urteile vertraut und sie hießen immer gleich: Männchen ja, Mann aber nicht. Natürlich hat sie es auch damals nicht laut gesagt, aber diese Mimik ...

Das wirkt doppelt: **Erstens** wirkt es körperlich, denn es erzeugt Stress, besonders das nächste Mal vor der Frau. Du weißt ja jetzt, es ist doof für sie, du hast es ihr ja angesehen. Damit werden sich die Blutgefäße beim nächsten Mal ein klein wenig schwerer mit Entspannung tun.

Zweitens wirkt es noch einmal körperlich, denn es macht dich traurig. Es ist entmutigend, denn du hast versagt. Dein Körper sackt zusammen, deine Atmung wird flach. Dein Brustchakra wird gestaucht und blockiert. Schöne Grüße aus dem Osten von den Jogis und Tantristen, denn ohne Fließen wird es schwer.

Drittens wirkt es psychisch, denn dein Selbstwert wird verringert. Nicht nur, dass der Schwanz nicht steht und dir der Spaß entgeht. Ihr auch, was viel schwerer wiegt, ist sie doch die wichtige Frau, mindestens so wichtig wie damals die Erste deiner Kindheit. Die darfst du nicht enttäuschen, sonst bekommst du die Liebe nicht.

Ein Mann, der nicht kann, ist nicht so viel Wert. Bist du sehr verunsichert, hörst du die Frau im Geiste sogar tadeln. Mission Complete, haben du und dein Gasgemisch ja schon immer gewusst: Du bringst es nicht.

Upps, wie übel. Es wirkt ja dreifach negativ, nicht doppelt. Da habe ich mich glatt verzählt. Man muss Frauen eben lesen können.

Methode 5: Leistung zählt

Leistung zählt! Das fällt Männer leicht und auch hier im Bett. Wer kennt das nicht:

Die Frau wimmert und bittet um Gnade, denn sie ist wund und geschunden. Es ist so geil, sie ist so geil und schwitzt noch immer. Hochrot ist der Kopf. Und das Beste ist: Ich kann schon wieder und noch immer.
Total geil, der Kleinen habe ich es aber gezeigt.
„Boah bist du gut", haucht sie jetzt.

Ah, fabelhaft. Kennst du diese Situation? Ich habe das ständig du nicht? Ich rammle die immer in Grund und Boden, sicherheitshalber immer nur im Erdgeschoss, für den Fall, dass die Etage nicht hält.
Eh, die Maus muss japsen und um Gnade winseln, wenn du mit ihr fertig bist. Das ist ganz, ganz wichtig! Es muss jetzt nicht immer sein und nicht jeden Tag, aber es ist wie in allen Bereichen: Leistung zählt. Harter Schwanz und oft und reichlich.
Ich gehe an anderer Stelle noch einmal darauf ein, wie wichtig diese Vorstellung ist. Wunderbar stellt sie alles unter Druck und drückt alle Gefühle weg, kulminiert nur auf einen Punkt: den Leistungsfick. Und den bringst du, und zwar pronto, sonst wirst du gekündigt.

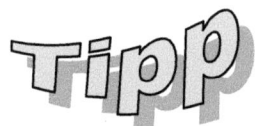
Verstehe und verliere nie aus dem Blick: Mit der Frau ist es wie im Job und im Krieg. Passt du nicht auf und bringst volle Leistung, bist du raus oder tot oder beides zugleich. Total simpel der Gedanke, er weil wird ständig im Alltag geübt.

Das ist ein so kleiner Gedanke, klingt so mickrig, aber es ist eine der stärksten Kräfte hin zur Impotenz. Fixierung auf Leistung stresst, weil es eben nicht immer perfekt funktioniert, und dann ist die Fallhöhe groß und der Selbstwert schlägt hart auf den Boden.[16]

Egal was du als Leistung definierst. Besonders oft, schnell, lange, schön, erfüllend, befriedigend, es ist egal. Wenn Leistung zählt, trennst du Körper von Geist. Etwas wird abgeschert in dir und du schaust nach vorne auf ein Ziel, statt auf das was ist und wirkt. Das spaltet dich ab, von dir und deiner Lust. Es treibt einen Keil zwischen dich und dein Gemächt.

Nutze es für dein Impotenzprojekt: Leistung zählt. Gezählt wird ab dem Moment, wenn er in ihr steckt. Nur das zählt.

Und natürlich sind wir damit bei der nächsten Methode und nächstem Leistungsaspekt: „wie oft"

Methode 6: fünf Mal, mindestens

Und danach:
Boah, das ist echt das Beste, einfach schön und wir küssen.
Ich bin müde. Es ist diese Schwere, aber das geht vorbei, das ist dieses Hormon. So wunderbar sanft ist es direkt danach und wir küssen und sind einander nah wunderwarm. Und nochmal. Bitte, ich will nochmal.
Aber es geht nicht. Es geht nicht, da kommt nichts, ich fühle diese Schwäche da unten. Da ist es wie ein Loch, wie ein nichts. Weiter werde ich nicht können, für Stunden.
Es soll aber, es war doch nicht genug, nicht für mich und nicht für sie. Meine Kehle verschließt sich und ich seufze, tue, als ob ich genieße und denke und warte Minuten, bis ich endlich wieder kann.
Schnell noch genießen, fünf Minuten, vielleicht zehn. Und dann wieder, aber es wird nicht gehen. Zehn Atemzüge, aber dann. Ich pumpe an meinem Schwanz. Nein, sein lassen, besser sein lassen. Gleich nochmal, lieber warten, damit es sich sammeln kann. Drei Minuten. Bis dahin streichle ich sie, müde, wie ich bin.

Das ist eine gesunde Einstellung. Genau so macht man das. Vielleicht wird das für den ein oder anderen krude klingen, aber so etwas geht in den Köpfen einiger – nicht aller - Männer herum. Anderen Männern sind solche Gedanken fremd und sie drehen sich nach der Penetration einfach herum, schlafen oder lesen ein Buch oder sprechen mit der Unbekannten neben sich im Bett.
Nein, nochmal mit ihr und drauf, und zwar pronto! Das ist die genau richtige Einstellung. **Oft ist viel und das findet sie gut und damit dich auch. Und das Ego ist zufrieden** .... Da kommt man schon ins Grübeln, wenn man ahnt, dass man nicht mehr kann. Immer dieses Limits körperlich, sehr ärgerlich. Da ist was kaputt.

Normal ist, dass der Mann fünf Mal hintereinander kann. Die Zahl ist nicht erfunden, Huren haben sie mir berichtet. Sie arbeiten im Stundentakt und da kommt der durchschnittliche Freier drei bis sieben Mal. Ist so, glaube mir, spricht der Teufel. Er spricht noch weiter: Willst du Durchschnitt sein im Bett? Nein, du willst mehr.

Das Prinzip „oft – öfter – noch öfterer" ist gut, das baut Stress auf und nimmt jede Sinnlichkeit aus dem Spiel. So hast du keine Gelegenheit in deinen Körper zu fühlen, zu ertasten, dass das Leben und damit auch die Potenz und das Wollen etwas Zyklisches ist, es schwingt. Es gehört dazu, dass man einmal nicht will und auch NICHT KANN! - Also habe ich gelesen, ich halte nichts davon.

Du aber schwingst nicht, sondern hältst das Pendel an und störst die natürliche Schwingung. Das bringt alles durcheinander, du zerrst an deinem Schwanz, weil du erzwingen willst. Der muss, weil er soll.

Wichtig! Fabelhaft. Das Gras wächst nicht schneller, wenn man dran zieht und so auch hier: Nur weil du willst, heißt es noch lange nicht, dass der Schwanz funktioniert und entgegen der Natur schon wieder oder drei Mal aufstellt. Das ist nämlich bei Jedem und nach Tagesform verschieden und kann auch nur ein Mal bedeuten, auch beim jungen Mann. Aber mache weiter so, ignoriere das und es frustriert maximal und erzeugt in dir das Gefühl, dass du ein Versager bist. Da wollen wir hin, denn da kommen wir her.

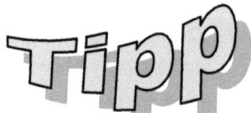

Kleines Detail am Rande: Frauen hassen es, wenn ein Mann, stundenlang versucht an ihr und es wird nichts. Sie will Ergebnisse, zeitnah. Ziel ist: Wollen, Schwanz steht, rein – also verdammt noch mal strenge dich an.

Im Tantra, ich verweise mal wieder auf die östliche Sicht, ist die Ejakulation zu vermeiden. In ihrer Vorstellung ist sehr sparsam mit dem Orgasmus des Mannes umzugehen, da der Orgasmus dem Mann Energie entzieht. Als hohes Ziel wird sogar betrieben, den Orgasmus (hier Ejakulation fachsimple ich mal falsch) hinauszuzögern oder gänzlich zu vermeiden. Einige Jogis machen ihn nie und werden steinalt.

Das ist natürlich Unsinn. Die irren und haben ein paar Jahrtausende zu wenig nachgedacht. Höre nicht auf sie und rammle tausendfach in einer Nacht, weil das die Frau und damit dich glücklich macht.[17]

Tipp Nimm es sportlich. Nach dem Sex ist vor dem Sex. Nach dem Tor warten die Spieler auch nicht mit dem Anstoß, bis sie wieder bei Kräften sind. Das Spiel läuft weiter, also strenge dich an. Wenn du nicht kannst, liegt es an dir, nicht an der Natur.

Methode 7: sage es dir überall und immer und jeden Tag

Ist dir das einmal passiert, hast du einmal versagt, dann denke daran. Merke dir das. Am besten schreibst du es dir auf, denn das vergisst man vielleicht.

Es ist ganz wichtig, seine Fehler und sein Versagen im Auge zu behalten und zu protokollieren, sonst gelingt das Verbessern und Optimieren nicht. Du brauchst diese Informationen. Wichtig: Notiere nur das Versagen, den Erfolg notiere nicht, damit du dich nicht ablenken lässt von dem Problem.

Wenn irgendmöglich denke den ganzen Tag daran. Besonders, wenn du sie wiedertrifft. Visualisiere es, dass dein Schwanz nicht steht, wenn du vor ihr bist – obwohl, ne, das wäre jetzt etwas übertrieben. Wichtig ist, dass du es immer wieder denkst, damit du dein Versagen erstens verstehst und zweitens überhöhst. Sei dir deines Problems bewusst und ist es noch kein Problem, so sei dir klar, dass es ein Problem werden kann. Baue vor und behalte es im Auge.

Der wahre Könner verliert das Problem auch im Bett nicht aus den Augen, er hat ja schließlich den ganzen Tag geübt. Da hat der Schwanz gar keine Zeit sich aufzustellen, so viel wird da an Problemen gesehen.

Tipp

Listen führen. Führe eine Liste, mit Datum und wie du versagt hast. Notiere Details und lese es immer wieder durch. Visualisiere! Und ist es erst einmal passiert, so baue vor und notiere das Datum dir. Ständiges Wiederholen ist so garantiert, denn die Liste wird länger und jedes Mal und jedes Mal mehr wird ein negatives Bild aufgebaut. Das wirkt und verfestigt das Gefühl des Mangels. Wunderbar.

Erzähle allen davon, besonders der Frau. Erkläre den Menschen, den Bekannten und Fremden dein Problem und wie sehr du daran arbeitest und zwar jedem. Das funktioniert, denn mit jeder Wiederholung wird in deinem Hirn verfestigt, was für ein Riesenproblem es gibt. Perfekt. So erzeugst du ein gutes Klima für unser Impotenzprojekt.

Methode 8: falsche Frau

Sex macht man zu zweit, mindestens. Es ist ein Zusammenspiel. Sollte.
Eine interessante Beobachtung ist, dass Männer beinahe nie auf die Idee kommen, es liege an der Frau, wenn es nicht klappt.
Das ist total schräg. Es ist eine 50/50 Verantwortung für das Unternehmen, aber keiner sieht es. Kaum ein Mann spricht, wie es für ihn ist: Sie kickt mich nicht.

Mit der falschen Frau im Bett gelingt Impotenz wunderbar. Besonders auf Dauer. Das führt deinen Schwanz in so ein taubes Gefühl. Weiter unten davon, der Reihe nach:
Woran erkenne ich, dass ich neben der falschen Frau liege? – Wenn es meine eigene ist! Kleiner Spaß, nein.

Wichtig ist die Vorstellung, dass es nicht an der Frau liegen kann, wenn man keinen hoch bekommt. Das ist ganz, ganz wichtig zu verstehen. Es tut mir fast schon leid, dass ich dich jetzt auf die Idee gebracht habe, die Partnerin habe mit deiner Erregung zu tun.

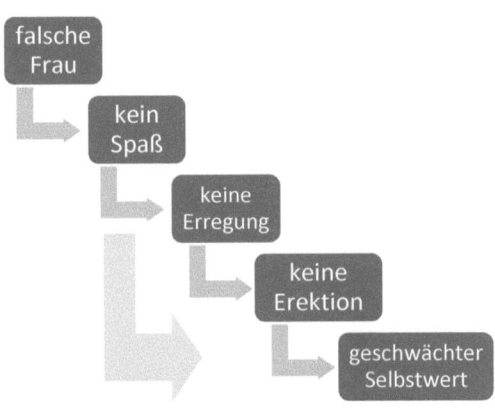

Wenn der Schwanz nicht steht, liegt es nur und ausschließlich an dir Versagerkind.
Diese Abbildung hier nebenan, ist mir nur so herausgerutscht, schau sie dir gar nicht an und unlogisch ist sie auch.

Ich habe gelesen, dass manche Frauen einfach nicht zu manchen Männern passen. Sie sind zu dick, zu doof, zu schlau oder zu dünn. Aber dummerweise bist du an die jetzt hier geraten, die du

hast. Du hast die Falsche angegraben im Suff. Kleiner Irrtum. Jahre her der Fehler, aber jetzt ist es eben so.[18]
Aber hey, es ist die Gelegenheit, sie liegt ja da herum und jetzt musst du auch etwas bringen, wie stehst du denn sonst da? Also Augen zu und drüber, das wird schon.
Oder es steht im Wochenplan nach dem Motto, das gehört sich so? Es steht auf der Liste der to do's in Beziehung. Donnerstag 20 bis 22.00 Uhr Erektion oder so.[19] Das gibt's.
Ignoriere die feinen Botschaften deines Schwanzes, dein Körper hat keine eigene Intelligenz, der ist dumm wie ein Brot und stur und deshalb will der nicht.
Dass dir dein Körper vielleicht signalisiert:

Hier stimmt etwas nicht, du bist nicht im Reinen mit dir, da ist ein Ungleichgewicht oder diese Frau ist nicht in Ordnung oder „was willst du mit der, das ist doch deine Eigene und damit beinahe Mama", diese Botschaften gibt es nicht. Gerüchte sind das.
Drüber und rein. Es macht am Ende dann doch irgendwie Spaß, du wirst sehen. Achwas, das kannst du nicht? Er steht trotzdem nicht? Da kann ich nur mit dem Kopf schütteln. Was ist denn da bei dir los? Du brauchst eine geeignete Frau damit er steht? – Pervers. Harter Ficker ist das jetzt aber nicht.

Das spielt besonders beim ersten Date eine große Rolle. Da fällt sehr unangenehm auf, hängt der Schwanz müde vor der Muschi herum, aber dann ist es zu spät und du ziehst und zerrst an deinem Ding und ärgerst dich. Das Ego macht das schon, das zwingt und will. Nur der Schwanz, das dumme Ding, ist einfach so halb defekt. Die Frau passt nicht, aber das darf nicht, also weiter so, dann wird er es ganz gut. (Anmerkung der Redaktion: Dein Schwanz ist schlauer als du.)
Hole dir deine Portion Frustration, atme sie tief ein und erkenne an, dass er es einfach nicht bringt, und er bist du.

Noch ein Wort zum Sex mit der eigenen Frau: Ich rate ab, ganz generell. Das macht auch keinen Spaß.

Wirklich und tatsächlich – das ist jetzt keine Ironie – macht Sex den Männern oft gar keinen Spaß. Das ist keine frohe Botschaft und nicht das, was üblicherweise in Paarberatungsbüchern steht, aber hey, es ist so. Mit der eigenen Frau macht es vielen keinen Spaß.

Die Olle kennst du in- und auswendig, die ist ständig um dich herum, kritisiert und ist in deinem Leben. Konflikte ohne Ende. Ständig mischt die sich ein und ich will jetzt gar nicht tiefenpsychologisch werden und erwähnen, dass das Inzestverbot gegenüber der Mutter greift, da die Psyche mehr und mehr das Bild von Mutter mit dem der Partnerin überblendet. Dann darf der Schwanz nämlich nicht, weil das ein Tabu von damals ist. Damals durfte das nicht, aus guten Gründen, und jetzt wieder nicht.[20]

Das ist sehr unbewusst, aber mächtig. Das ist sogar übermächtig und trägt die halbe Welt.

Aber, wer sind wir denn? – Diese gemeinen, hinterlistigen Wahrheiten schauen wir uns nicht an. Wir sind Männer! Bleibe klar und unbewusst: Der Schwanz muss stehen bei der Frau die du liebst. Punkt. Sonst liebst du sie nicht oder bist … naja … dann bist du einfach schwach Bindestrich defekt.

Die Gesetze der Psychologie gelten bei dir nicht, nicht bei dir! Scheiß auf Naturgesetze. Wenn es nicht geht, liegt es an dir, nie an ihr. Schwach bist du, du Pimpf. Willkommen im Kino! Hörst du Mamas Stimme? Es ist ein alter Film und du denkst, du führest Regie. Tust du nicht, die Regie führt immer noch sie. Und im Abspann liegt er schlaff in deiner Hand, bis Morgen die neue Vorstellung des gleichen Films beginnt.[21] Das geht locker ein Leben lang, außer, du hältst ihn an.

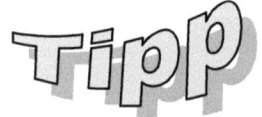

bleibe bei ihr und übe, bis das Phänomen verschwindet. Heirat wäre nicht schlecht. Übe mit ihr und nur mit ihr, bis sie dir gefällt. Bei anderen Frauen, diesen geilen hippen Weibern, wäre es genau das gleiche, garantiert, da kannst du auch bei dieser bleiben und üben. Lasse die heißen Weiber mir.

Methode 9: Frau kann nix, zählt nicht

Es ist jetzt keine generelle Kritik am weiblichen Geschlecht, wirklich nicht, aber viele Frauen sind im Bett total schlecht.

Das muss einmal ausgesprochen werden, denn das ist ein Problem, das Problem der fehlenden Stimulation. Auch der Mann hat einen Anteil daran, es ist ja in Wahrheit ein System, aber darum geht es jetzt nicht.

Bei der Frau gibt es zwei Hauptgründe, Prüderie und Faulheit. Erstere überwiegt.

Faul sind fast immer nur die gutaussehenden Frauen. Die haben es nicht nötig und lassen sich bedienen. Wenn du auf eine Ausnahme triffst, gutaussehend und versiert, erhalte sie dir und gieße sie in Epoxid. Ganz wertvoll sind die.

Es gibt Frauen, die lassen sich in die Kissen fallen, strecken ihre Extremitäten nach Norden, Süden, Westen, Osten und warten was passiert. Regnet es keine Sternschnuppen binnen fünf Minuten, schauen sie genervt auf den Mann, weil keine Sternschnuppe fällt. Also nicht irgendwelche Sternschnuppen – ihre persönlichen privaten Extrawunsch-Sternschnuppen, wird er doch können, oder?

Das kommt einem Todesurteil gleich, wenn er das nicht wegstecken kann. Das schneidet ihm den Schwanz ab dann.

Lassen wir die Gründe weg, schauen wir uns an, warum sie das kann:

Es gibt da die völlig verrückte Voreinstellung, dass der Mann dankbar zu sein hat, wenn die Frau ihn ranlässt. Besonders Männer die an sich zweifeln, haben diese Vorstellung und für diese schreibe ich dieses Büchlein ja.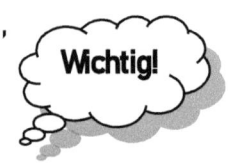

Der Mann ist/soll/soll sein in einer Bringschuld. Er hat zu liefern und sie wartet ab und schaut sich das an. Hinterher fällt sie ein Urteil. Zumindest kommt der Mann sich so vor und das gibt es wirklich und ist knallhart.[22]

Es gibt sogar Frauen – es ist eine Minderheit, aber wenn … – denen macht es Spaß besonders streng zu urteilen. Nur die ganz dreisten sprechen es aus, aber sie lassen durchblicken, dass du nicht der Bringer warst, haben sich selbst aber nicht für fünf Pfennig bewegt. Die kompensieren da etwas, ihre eigene Unzulänglichkeit und laden es bei dir ab. Codewort: toxisch

Das ist verheerend für den Mann. Je nach Sujet, in dem du dich bewegst, begegnest du früher oder später so einem Exemplar und bist du abhängig vom Urteil einer Frau, so wirkt dieser Tritt in die Eier nachhaltig.

Was macht der Mann? Anstatt die Göre hochkant aus dem Bett zu werfen, läuft er ihr hinterher und macht es wieder gut. Macht er natürlich nicht, er macht den Diener, geht gebückt und immer schwächer wird sein Geschlecht, weil jeder Moment seiner Dienerschaft das Anerkenntnis seines eigenen Mangels ist.

Tipp

Wenn du dich kastrieren willst, mache es genau so. Wende dich sofort und unmittelbar an die Frauen, die bereits die Zähne fletschen, wenn du ihnen Feuer gibst. Das ist der Weg ins Glück, ganz bestimmt. Setze dich auf das Pferd, dass du nicht reiten kannst, damit du abgeworfen wirst. Zum Knochen brechen ist das perfekt, auch wenn es hier kein Knochen ist, der bricht.[23]

Und dann gibt es da noch Frauen, die wirklich nicht wissen, wie sie mit einem Mann umzugehen haben. Sie wissen nicht, wie sie ihn anfassen sollen. Mit etwas Glück haben sie einfach nur einen anderen Style.

Diese häufig etwas blassen, verhuschten, gerne katholischen Modelle sind aber lernfähig, nehmen Führung des Mannes gerne an.

Mache das nicht! Führe nicht und schweige dich über deine Wünsche aus. Zeige nicht, wo für dich ganz privat deine Neigung und dein Kick zu finden sind. Wozu diese Blöße geben? Du bist ja für sie da, nicht sie für dich.

Deine Aufgabe ist es, deinen Schwanz aufzustellen, es ist dein Job, nicht ihrer.[24]

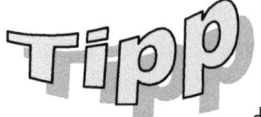

Zeige im Bett nicht, was du willst. Es ist deine Sache und das geht sie nichts an. Für eine Erektion reicht es vollkommen aus, wenn eine Frau ihre Muschi zur Verfügung stellt. Ach was, für drei Erektionen. Stimulation braucht kein Mensch und ist ein Fachwort für Bürostühle mit Massagefunktion.

Kein Trost ist: Viele Männer sind auch nicht viel besser, im Gegenteil. Da ist eine Blockade. Er spricht nicht aus, was er will, sie weiß nicht, was sie soll.

Vorsicht Falle !

Es gäbe da einen Dreh, besonders und auch seitens des Mannes, denn eigentlich ist das sein Job. Wünsche formulieren, aussprechen, ansprechen, Führung übernehmen. Verrückte Idee, ich weiß, aber das geht. Das wäre sehr viel, aber das hier ist das falsche Buch für dieses Problem. „Frauen führen", hieße das Buch. Den Entwurf dafür gibt es, in einer Schublade schlummert er bereits, ein andermal.

Methode 10: falscher Sex

Zimmer 204, Türe angelehnt, genau wie vereinbart. Ich schaue noch einmal den Flur hinauf und hinab. Niemand zu sehen.

Mit zwei Fingern schiebe ich die Türe auf. Halbdunkel liegt der mit Holz getäfelte Raum. Ich blinzle, erkenne noch keine Details, trete ein. Und da steht sie, genau wie gewollt, genau wie bestellt.

Wir haben es beschrieben, geschrieben. Wir haben da diese Phantasie. „Unbekannt, ich kenne dich nicht, warte nackt und auf Heels und du packst mich und drückst mich an die Wand." – das hat sie geschrieben. Heilige Scheiße, das will ich auch.

Und jetzt machen wir das. Teufel ist das geil, wir bringen das echt. Was für ein Weib, gut sieht sie aus. Na, dann wollen wir mal. Sie hat gezittert, ich habe es gesehen. Das finde ich gut. Dumpf fällt die Türe hinter mir zu.

Ihre Titten sind größer als gedacht, stehen seitlich aus. Mag ich nicht so, aber Himmel, was für ein Arsch. Ihre Beine spielen, sie verlagert die Last, streckt den Rücken durch. Ich öffne meine Gürtel, ziehe den Lederriemen von meinem Hosenbund. Sie neigt den Kopf, sie wartet, denn jetzt wird es hart.

Ich kürze ab, bevor sich der Leser langweilt. Er stand nicht. Die ganze Zeit nicht, egal wie sehr ich die Bitch verdroschen habe. Da kann man richtig wütend werden. Was ist passiert?

Der falsche Sex! Es war der falsche Sex. Das ist so frustrierend, dabei bin ich doch so ein harter Typ. Wenn man so ist wie ich, eh, dann ... also das ist dann ... man versteht die Welt nicht mehr. Die Welt, also die ganze Welt - gemeint sind die Frauen - wollen harte Ficker! Wenn ihr es nicht wusstet, dann wisst ihr es jetzt! Dass Frauen das auch lieb wollen, ja klar. Natürlich. Aber harter Ficker zuerst. Zumindest muss man es sein und können und um das zu beweisen, am besten zuerst hart.

Kurzer Einschub für die weiblichen Leser: Ihr schmunzelt oder grinst oder wedelt mit der flachen Hand vor eurer Stirn. Ihr lacht, aber diese Idee und Vorstellung ist sehr weit verbreitet. Übrigens besonders verbreitet in promiskuitiven Kreisen. Noch übrigenser entsteht diese Vorstellung, weil es Frauenphantasien sind. Sie schreiben das in ihre Profile oder flüstern diese Wünsche den Männern ins Ohr. – Warum das so ist und so oft ist, gehört nicht hierher, glaubt es mir einfach.

Das ist ja ein Hotelzimmerexperiment und macht Spaß. Auch als Mann. Und Männer haben diese Ideen auch. Aber, Aber! Ich schreibe jetzt einmal dies Szene oben, aus einer anderen Perspektive, einer Parallelebene, die es auch in einem Mann geben könnte und auch oft gibt und natürlich noch anders tausendfach. Ich schreibe einfach mal:

Zimmer 204, die Türe ist angelehnt. Das ist schön. Genau wie gedacht und ich lächle. Vielleicht ist sie ja da. Ich schaue den Flur hinauf und hinab. Niemand. Still liegt der Teppich dumpf. Ich lächle, das ist schön. Vorsichtig schiebe ich die Türe auf. Da steht sie im Halbdunkel. Sanftes Licht streicht über ihre Haut und Muskeln spielen an ihren Beinen. Lange Beine, hohe Schuhe, Spannung ist. Uhhhhh ... wie schön.

Die hat das wirklich gemacht! Wir sehen uns. So viel geschrieben haben wir. Wie schön. Mit dem Gesicht zur Wand steht sie und wartet. Da ist Flaum auf ihrem Rücken ganz fein und blond und weich. Ich kann nicht wegschauen, hebe die Hand und fahre mit dem Fingerrücken ganz sanft über die dünnen Härchen entlang. Total weich. Ihr schaudert und ich lächle. Wer ist sie? Ich will wissen wer sie ist, was sie spricht. Was hatten wir vor? Jetzt muss ich mit dem Gürtel? Mit dem Gürtel !?! Viel lieber will ich mit ihr sanft und lege den Gürtel aus der Hand, lege eine Hand auf ihre Schulter und drehe sie herum.

Und so weiter. Och, Gott, wat niedlich der Kleine, der kann ja gar nix, Weichei! ... – nein! Das ist in Wahrheit integer, denn das ist sein Gefühl. Das gilt, das ist männlich und okay, wenn es ist.

Ich will mit der Gegenüberstellung nur andeuten, dass man ein und dieselbe Situation ganz unterschiedlich empfinden kann und auch unterschiedlich empfindet. Menschen – Männer sind auch Menschen – haben unterschiedliche Ebenen, auf denen sie gleichzeitig empfinden. Den wenigsten ist das bewusst. Sie sehen nur das, was sie sehen wollen oder was erwartet ist oder meistens: Sie geben nur die Seite zu, die Konsens ist, die erwartet wird. Hier: Vereinbart ist harter Sex.

Was wäre, wenn der Schwanz seine eigene Entscheidung trifft? Vielleicht hat der eine Privatmeinung, welches Sujet für ihn gerade das Geeignete ist, bildlich gesprochen. Natürlich ist es nicht der Schwanz, sondern eine Zone im Gehirn und die entscheidet, was gerade gewollt und gebraucht wird und diese Zone ist ziemlich weit hinten unter der Schädeldecke und der ist vollkommen egal, was du vorne im bewussten Teil für Erwartungen laberst. Der hintere Teil ist am Drücker.
Bildlich gesprochen sitzt der innere Wille auf dem Interface, das deine Schwanzprozeduren steuert. Keine Chance hast du, wenn der nicht will. Dieses innere Wollen nennt man Bedürfnis.
Sex ist kompliziert und vielfältig. Da sind Welten, ein Kosmos der Möglichkeiten und Varietäten bietet sich und man hat die Wahl und die Qual.
Das Angebot ist groß und hat man einen Weg eingeschlagen, der nicht der aktuelle ist, nicht dem Bedürfnis entspricht, prallen da Wünsche und Erwartungen auf eine innere Realität. Man merkt das dann auch, das schon, aber das Ego ist stur. Das muss jetzt anders, sagt es sich. Vielleicht wäre es total dienlich einzugestehen, dass man nicht über seine Bedürfnisse hinwegsehen kann ungestraft.

Ich hatte einmal ein ganz hartes Date. Das darf ich gar nicht schreiben hier, was wir vereinbart hatten, total verboten. Aber ich hatte einen sehr schlechten Tag, ich konnte nichts und war müde und fertig und tot eigentlich und in meiner Schwäche küsste ich sanft und lag einfach nur, steckte in ihr schlaff und

atmete Frau. *„Du bist ja ganz sanft", hauchte sie verwundert und legte ihre Hand auf meine Wange und küsste.*
Wunderwarm wurde es, und vor allem wurde es SCHÖN! Darum geht es doch, oder nicht?

Manchmal – und gar nicht so selten – steht der Schwanz einfach nicht, weil es der falsche Sex ist. Hart statt weich oder umgekehrt, zum Beispiel.

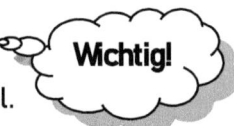

Aber Halt, Stopp! Was schreibe ich ihr! Schande über mich. Mache das nicht. Ziehe deinen Stiefel durch. Lasse dich nicht von deinem Schwanz leiten, wohin die Reise führt, und arbeite nicht an deiner Technik, da es eh immer das Selbe ist. Kernelement aller sexueller Aktion ist der harte Schwanz in der Muschi, das ist Weg und Ziel. Darum geht es, denn schon der Biologe weiß: Sex ist Vermehrung und dafür muss der Schniedel rein. Der Rest ist Verzierung.[25]

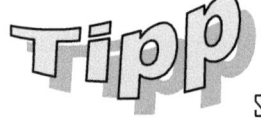

Ziehe dein Ding durch. Wenn ihr etwas vereinbart habt, mache genau das. Checke sie ab, was sie will. Ist sie der harte, oder der weiche Typ. Bei unbestimmt, nehme das Harte oder den Standard, da es universell und immer einsetzbar ist. Wonach dir ist, kannst du immer noch.
Ignoriere dein Bedürfnis, denn genau dieses Ignorieren macht die Männlichkeit aus.
Früher gab es so einen stehenden Ausdruck: Auf Gedeih und Verderb – genau so meine ich das. Mache es auf Gedeih und Verderb auf Teufel komm raus. Vielleicht kommt er ja.

Methode 11: Spielt keine Rolle

Drei harmlose Beispiele aus dem Alltag, um dann im vierten Beispiel zu zeigen, wie bescheuert man sein kann. Schalten wir in Alltagssituationen.

Beispiel eins - Homeoffice:
„Ich kann mich bei diesem Lärm nicht konzentrieren", schreit Mama im Homeoffice zu ihren Kindern und jeder akzeptiert es. Geht ja auch nicht. Ist doch logisch. Drecksblagen.

Beispiel zwei - Werkstatt:
„Wenn mein Werkzeug nicht sortiert ist, werde ich wahnsinnig, so kann ich nicht arbeiten", sagt der Schreiner und das kann jeder verstehen. Das lenkt ab und stört, weil jeder dritte Griff ins Leere geht. Logisch, gekauft und akzeptiert. Er braucht seine Ordnung.

Beispiel drei - Wohnzimmer:
„Bei so schummrigem Licht kann ich nicht lesen" - natürlich nicht! Und schlecht für die Augen ist es auch, also Licht an und ist die Birne kaputt, legt man das Buch weg. Geht halt nicht.

Aber jetzt - Bett:
„Boah, das geht nicht. Die Matratze ist so weich, das lenkt mich ab, so kann ich nicht", spricht er und fühlt sich schlecht. Versager. Nur weil die Matratze weich ist. Eh, was ist das denn für eine Memme? Geht gar nicht. Wenn ein Mann will, wirklich Interesse hat, dann geht der durch Wände. Da bringt ihn nicht eine weiche Matratze aus dem Takt.
Stimmt, genau. Sehe es so. Klima, Erdbeben, fehlende Schwerkraft, bei einem Mann, einem wahren Mann, wenn er will, dann steht er, alles andere sind billige Ausreden.

Als in promiskuitiven Gefilden Kundiger, kann ich berichten, dass es beim Sex **ein**, wenn nicht sogar **der**, bestimmender Faktor kleine Unzulänglichkeiten wie, zu weiche oder zu harte Matratzen, ein quietschendes Bett, Beine, Arme, Köpfe falsch verrenkt, scheppernde Tassen oder die lästigen onanierenden Zuschauer sind.

Sex ist eine mentale Leistung, das hat sehr viel mit Konzentration zu tun, mit Kontemplation, mit Körper und Geist zusammenhalten und es ist vollkommen normal, dass es hunderte verschiedene potentielle Störquellen gibt. Und es ist NORMAL, dass es gestört nicht funktioniert, erst recht, wenn die Störung einmal deine Aufmerksamkeit hat.

Man kann gar nicht dick genug drucken, um auszudrücken, wie menschlich normal das ist. Vielleicht liegt es ja ganz oft am Set, dass es nicht klappt, besonders für den empfindsamen Mann. Den Gehörlosen stört das quietschende Bett nicht.

Viele Männer denken aber, dass sie mangelhaft seinen, weil sie abgelenkt werden. **Sie meinen es sei Ausdruck von Potenz, seine Umgebung auszublenden. Ist es nicht!** Schön es zu können, aber einige können es nicht, weil die Männer verschieden sind, Gott sei Dank.

Frauen können es übrigens auch nicht, da fällt es nur nicht so auf.

Aber setze dich ruhig unter Druck und glaube es liege an dir, da sei einfach keine Kraft in der Hose, wenn dich etwas ablenken kann.

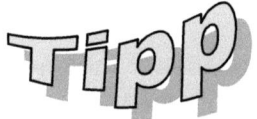 Wahre Männer können immer, auch ohne Luft auf dem Mond.

Methode 12: Keine Übung

Ganz kurz nur, eine Seite schreibe ich zu einer Selbstverständlichkeit, die leider unselbstverständlich ist, weil niemand daran denkt.

Sex ist Übungssache. Man kann beim Sex aus der Übung kommen. Wenn man lange nicht mehr gevögelt hat, dann klappt es auch nicht mehr so gut, da ist nur mehr Wunsch.

Entgegen dem inneren Gefühl, bedeutet Notgeilheit und Drang nicht zwingend, dass man die innere Verbindung zwischen Körper und Geist, Wunsch und Erektion hinbekommt. Es ist völlig normal, wenn es nach langer Abstinenz nicht klappt. Man könnte ja locker bleiben und sich einfach mal nicht wundern.

Der Mensch ist keine Maschine und ganz bestimmt nicht das Genital, er ist allumfängliche Gegenteil von Maschine.

Da steht dann aber der Mann, erwartet, dass er alles kann, erinnert sich noch düster, wie das ging mit dem Sex, aber eben nur in der Theorie. Der Körper hat es vergessen, verdödelt und muss danach suchen und alte Synapsen reaktivieren. Selbst wenn du heimlich immer alleine Erektion geübt hast, hilft das nur bedingt, weil im Gegenüber mit der Frau andere Mechanismen zusätzlich am Werk und dringend notwendig sind. Das muss man wecken.

Kein Grund zu erschrecken oder in Panik zu verfallen, eigentlich. Wunsch ist nicht Erektion! Das wäre schön.

„Eh, ich weiß gar nicht mehr, wie das geht verdammte Axt, kennst du dich noch aus?", wäre gegebenenfalls ein Satz, der viel Entspannung bringt und auch einen Lacher seitens der Frau.

Umgekehrt allerdings auch. Das Wissen darum, das Wissen, dass man aus der Übung ist und es unrund laufen wird, ist eine Steilvorlage für ein schwaches Selbst. Da zieht man sich verunsichert aus, während die Frau auf dem Bett dampft und weiß noch nicht so recht, ob das Reise oder verpasster Zug wird. Das Unterbewusstsein ist ein Schelm und entdeckt jede Lücke im System und deiner Panzerung. Ist der Selbstwert schwach, findet es den Weg.

Hier müsste man zurufen: Es ist normal, es ist wie Fahrradfahren. Man vergisst es nicht, nur ruckelt es Anfangs. Es ist einfacher sogar, es kommt von selbst, wenn man es lässt. Nur das Lassen fällt halt so schwer.

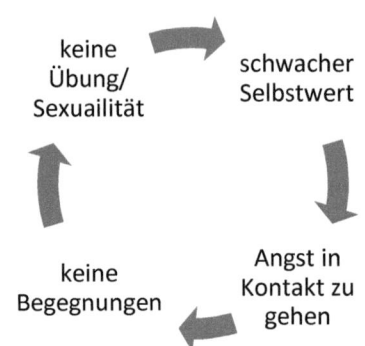

keine Übung/ Sexuailität

schwacher Selbstwert

Angst in Kontakt zu gehen

keine Begegnungen

Für unser Projekt schlaffer Schwanz, nachhaltig und immer, sind das gute Nachrichten, das ist gut. Hast du keinen Sex verringert es deine Kompetenz, und dein Schwanz wird schwach und schwächer. Nach drei Monaten ist von deinen Fertigkeiten im Prinzip gar nichts mehr da. Stell es dir einfach so vor, das macht Druck.

Ich gehe gleich in dem Kapitel „Das Vorfeld" noch darauf ein, wie man das perfektioniert.

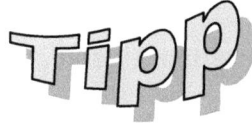

Tue es der Frau nicht an! Lasse die Profis ran. Die machen das viel besser als du, weil nämlich wirklich alle, absolut alle Profis sind. Die haben nämlich zwei Mal die Woche Sex, alle, außer dir.

Intermezzo

Jetzt einmal ein Intermezzo. Halten wir einmal kurz inne:
Was schreibt der Kaufmann da? Das ist doch trivial, das sind
doch Kleinigkeiten. Das kennt doch jeder irgendwie und hat mit
Impotenz nichts zu tun. Außerdem wiederholt er sich. Langweilig!

Genau. Stimmt. Diese Dinge, die ich hier nenne, tun solo nichts.
Wenn die isoliert auftreten, bei einem nicht verunsicherten Mann,
ist das alle überhaupt kein Problem, absolut banal.
Aber wenn man vorgeschädigt ist, der Selbstwert beschädigt ins
Rennen geht oder beschädigt worden ist – toxische Beziehungen
können das ganz gut – dann wirkt das sehr.
Das wirkt im Kleinen, das ist das Gemeine. Das
Unterbewusstsein sucht und greift solche oder ähnliche Dinge
auf und nutzt sie aus. Gezielt demontiert es den Selbstwert
weiter und verstärkt. Das Karussell der Kleinigkeiten dreht
immer schneller und die Methoden, die Gedanken, die es nutzt,
wechseln und flackern hin und her, bis der Mann demoralisiert
und scheinbar schwanzlos ist.

Auch bei einem Mann mit körperlichem Defekt, da gilt das Gleiche. Ich wiederhole: Es gibt keinen Grund, sich nicht als Mann zu fühlen, hat man ein körperliches Problem. Es greift nicht automatisch den Selbstwert an, eigentlich nicht. Das machst schon du, das ist deine eigene Leistung. So beschissen das ist, wenn hier und

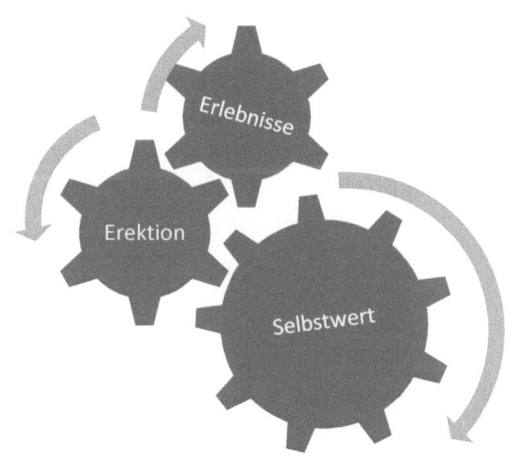

89

da etwas nicht oder nur kaum funktioniert, der Mann kann Frauen viel Freude bereiten und sich selbst auch. Den Unterschied macht, ob man sich impotent fühlt oder nicht, nicht ob und wie sehr und gut und lange der Schwanz steht.

Wenn der Selbstwert, das Bild der Männlichkeit angeschlagen ist, taumelt man als verunsicherter Mann durch den Irrgarten der Weiber, der zunehmend selbstbewussten Weiber – falsch: zunehmend dominanten Weiber, Selbstbewusstsein ist das nicht. Da kann den Männern Hören und Sehen vergehen und kleine Bausteine dieser Irritationen sind die Dinge, die ich hier schreibe. Es sind Bausteine, lange Pseudo-Kausalketten, die den Mann in die **Wichtig!** gefühlte Impotenz treiben, die dann selbsterfüllend Wirklichkeit wird. Dummerweise sind sie meistens unbewusst.

Wenn man das aber durchschaut, wenn man das Prinzip verstanden hat, dass man da Unsinn zusammenglaubt, dann verliert es an Kraft.

Darum die Beispiele und Methoden und die Wiederholungen. Ich bimse dir das in die Birne. Erkenne den Irrtum, erkenne, was dein Irrtum darin ist, dein persönlicher. Auch wenn er trivial erscheint, er wirkt trotzdem.

Darum, weiter im Text. Jetzt kommt ein ganz starker Brocken, das wirkt enorm und das kennt jeder, wirklich jeder Mann. Entscheide selbst, wie sehr bei dir, denn du hast es in der Hand. Ein bisschen.

Methode 13: Vergleiche, messe, prüfe

Ich komme mit einem Beispiel daher aus einem zur Potenz artverwandten Bereich. Es ist so schön und ich habe es erlebt. Ich mag das einfach:

„Wie machen die das?", fragte Gabriel und hatte recht. Stimmte, die Frage durfte man stellen.

Wir standen auf einer Fetischparty im Raucherbereich und Gabriel war neu. Der hatte das noch nie gesehen und zugegeben, es ist heftig. Alle halbnackt und-oder in Latex und Lack und was für Frauen und was für Männer! Eitel bis zur Dachtraufe laufen die herum und feiern sich und ihre Körper.

Und du stehst da als gefühlt gewöhnlicher Mann herum und weißt nicht, wie du anfangen sollst. Nun kannte ich das Spiel. Ich kannte mich da aus, wir standen in meinem Wohnzimmer, bildlich gesprochen. Zwei Mal im Monat hänge ich auf diesen wilden Sausen herum.

Gabriel ging es aber um etwas Anderes. „Wie machen die das?", hatte er ja gefragt und ich wusste sofort, was er meinte. Wie bekommen die anderen Männer das hin? Wie können die denn so locker sein? – Denn es stimmt, Gabriels Beobachtung trug: Auf Fetischpartys sind die Geschlechter entspannt, sie sprechen einander an und sind locker. Kommt vor, da fragt ein Unbekannter, ob er einmal diese unbekannten Titten abgreifen darf ... oder, da wirft einer seine Kippe weg, spricht mit der Frau und fickt sie am Stehtisch ... Kurzum, die Hemmschwellen liegen offenkundig und offensichtlich niedriger als im Alltag, zuhause oder beim Bäcker.

Also, wie machen die das mit dem Ansprechen, fragte mich Gabriel erneut, denn Gabriel konnte es nicht, nullo, er ist der schüchterne Typ. Das macht ein fieses Gefühl, ein Gefühl der Unzulänglichkeit und dieses Gefühl kenne ich sehr gut.

„Was denkst du denn?", fragte ich und grinste ihn an. Er fabulierte, redete von Erfahrung, die Männer seien cooler, die kennen sich alle und was weiß ich. In der Summe sprach er damit aus, dass die anderen Männer alle taffer sind als er. Ist ja so, sie gehen mit den Frauen um und legen sie flach, einfach so. Wenn das mal nicht cool ist! Da schon wieder nimmt einer eine mit, vor unseren Augen, nagelt sie an die Wand, wortwörtlich.

Ich habe dann einmal kräftig gelacht. Er aber schaute doof. Das schafft er nie, war er sich sicher. Völlig verkehrt sei er auf den Partys, war er sich sicher und war drauf und dran seine Sachen zu packen.

„MDMA" sagte ich. „Die sind alle auf MDMA, was denkst du denn?", fragte ich und grinste ihn an.

MDMA ist eine Droge und enthemmt und du hast überhaupt kein Problem damit, eine Frau anzusprechen und in körperlichen Kontakt zu gehen. Pure Chemie.

Richtig erleichtert war Gabriel. Das war ein wichtiger Baustein, so waren die Situationen zu verstehen. Und seit er auf MDMA umgestiegen ist, klappt es auch bei ihm mit den Frauen. – Das ist ein Witz, zwar die Wahrheit, aber ein Witz, soll keine Werbung sein für das Zeug. Das Mittelchen ist keine gute Idee und besonders nicht bei drohender Impotenz, später davon.

Was ich mit diesem Beispiel erklären will, ist dreierlei: **Erstens** durchschaust du von außen nicht, was in anderen Männern ist und vorgeht.

Zweitens: Wenn sich Menschen ungewöhnlich enthemmt verhalten, haben sie etwas Enthemmendes in sich oder etwas Enthemmendes zu sich genommen und **drittens** verzerrt das eigene Problem die Wahrnehmung. Hier: Was Gabriel sah, dass da Männer einfach so Frauen ansprechen und flachlegen: Sie kannten sich, die wohnen zusammen oder schlimmer sind verheiratet sogar. Das war keine Eroberung, was er da sah, war nur in seiner Phantasie so. Es war ganz anders. Die können das auch alle nicht, selbst nicht unter MDMA, das sah nur so aus.

Merke: Traue deiner Wahrnehmung nicht, hast du Schmerz, oder Sehnsucht, oder ein Problem. Sie täuscht dich.

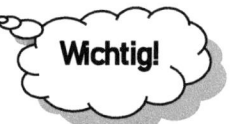

Hier: Erektionsprobleme sind ein Problem. Und es täuscht dich, denn wenn du bei dir Potenzprobleme vermutest, wirst du überall potente Männer sehen.

Ich will jetzt nicht auf Pornos eingehen und die Bilder, die dort vermittelt werden. Das kommt später. Nein, ich bleibe allgemein. Hast du den Verdacht, nicht ganz so potent zu sein, oder vielleicht auch von Superpotenten gehört, dann wirst du sehr genau hinhören. Sehr genau. Sehr, sehr genau.
Sehr wirkungsvoll. Der Vergleich ist sehr schlau und geeignet deinen Selbstwert abzubauen.
Geflissentlich übersieht dein Unterbewusstsein, dass Berichte über Potenz der anderen mindestens geschönt, wenn nicht sogar total übertrieben sind. Es passt so schön ins eigene Bild. Die anderen sind stärker, schneller, länger, öfter. Stimmt, stimmt ganz bestimmt.

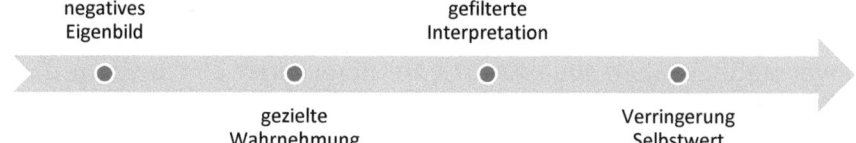

Sollte es durch Zufall dazu kommen, dass ein Mann von gleichen Problemen berichtet wie deine, – du bist doch ein Problemfall, oder nicht? – dann wirst du zustimmend nicken und auch so deine Unzulänglichkeit bestätigt wissen. Tut euch zusammen und staunt über die Potenz anderer. Unterstützt einander und bejammert euer Elend, das hilft. Dem Elend.

Merkt ihr es, wie effektiv diese Methode ist? **Sich mit anderen zu vergleichen, wenn man keinen Einblick hinter die Kulissen hat, ist absolut zerstörerisch.** Hier ist es der direkte Weg in Frustration und Minderwertigkeit, denn andere stehen immer höher, stellt man sich unten ins tiefe Tal. Und wenn die Berge nur Pappmaschee sind, von unten gesehen glänzt alles groß und mächtig um einen herum wie glänzendes Gebirge.

Natürlich gibt es immer Typen, die größer, schneller und weiter sind. Das hat mit dir zwar nichts zu tun und ist meist gelogen, aber du misst dich daran.

Tipp

Vergleiche und orientiere dich an den Könnern, an Männern die Frauen stundenlang befriedigen können und ihnen Sahne in Mund und alle Poren spritzen als hätten sie Bulleneier. Das ist realistisch. Es ist einfach so. Die Anderen sind einfach gut und sind sie es nicht, sind sie so jämmerlich wie du. Ein No-Exit-Prinzip, läuft da bei dir, damit es keinen Exit gibt. Pflege es.

Anmerkung für den Fall, dass man staunend vor einem Potenzprotz steht: So wie man seine Potenz kleinreden kann und sich von seinem inneren Abscheren kann, so funktioniert das auch umgekehrt. Totale Selbstüberschätzung und Übertreibung. Da steht der Schwanz und eine nach der anderen muss vor die Flinte, sonst stimmte etwas nicht. Klingt schön und für dich unvorstellbar, aber abgeschert vom Inneren ist er trotzdem und keinerlei Empfindung außer Ego und aber reichlich davon. Es ist innere Leere nur andersherum. Das ist der umgekehrte, der positiv übersteuerte Regelkreis. Das ist Manie, statt Depression, auch nicht gut, gehört aber nicht hier hin. Träume bloß nicht davon.

Methode 14: Ladys first

Ich könnte ja. Hier mit ihr im Bett wunderbar. Schön ist das. Und ich könnte ja in sie rein und sie nehmen, wenn ich nur wollte. Will ich aber nicht. Lieber bin ich für sie da. Frauen wollen Vorspiel, sieht man ja. Sehe ich doch, wie sie genießt. Also zart und so, wie sie es mag. Sie soll einen Orgasmus haben als Erste und dann schauen wir weiter und erst dann geht es um mich. Ladies First.
Also machen wir ..., nein, mache ich für sie.

Die Masche finde ich gut. Ehrlich jetzt. Sie ist sehr sympathisch und wird es einfühlsam gemacht, fabelhaft und gut, da ist nichts gegen einzuwenden. Dienst an der Frau. Ich mag Frauen und finde es gut, wenn sie glücklich sind. Sollen sie. Da ist nur ein Problem: das Maß.

Ist der **Maßstab** für guten Sex, dass die Frau zufrieden ist, sie mindestens einen Orgasmus, besser zwei bis sechs, erreicht hat, bevor man selbst zum Zug kommt, dann wird es heikel für die Potenz.

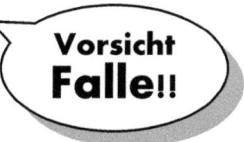

Vorsicht **Falle!!**

Da ist eine Falle eingebaut, so freundlich das Unterfangen auch scheint, in Wahrheit ist es Verlegenheit. Deswegen schauen wir uns das einmal an, wo er ist, der Haken an der Methode Ladys First?

Edel ist der Mann, wenn man seine Wünsche zurückstellt. Das zeigt auch, was er kann und wie er ist: selbstlos.
Geht so. Das ist nicht immer toll, es kommt auf den Hintergrund an. Kommt dieser Edelmut über die Achse: Das hat sie verdient, schließlich opfert sie sich und geht mit mir ins Bett, dann ist es destruktiv.
Bitte nicht lachen, der Gedanke ist nicht von mir und wurde mir oft genannt im geheimen Gespräch von Mann zu Mann. „Du bist doch auch eher der Geber, oder nicht?", heißt das dann.

Das Problem ist, dahinter steht ein negatives Selbstbild und mit dem Dienst an der Frau wird es, einmal vorhanden, verstärkt. **Beweise dir so jedes Mal, dass du sie dir verdienen musst, und irgendwann bist du der lebende Beweis, dass es wirklich nobel von ist von ihr sich einzulassen, du kannst nämlich nicht mehr.**[26] Ist der Service für die Frau keine Option, sondern ein Muss, ein must have und erst dann gibst du deine Wünsche und Energien frei, dann blockierst du dich. Man kann sich nicht selbst bescheißen. Das Unterbewusstsein ist schneller und sieht sehr genau: Hier gilt Ladys first, weil Mens first zu gefährlich ist – Versagensangst. Angst vor der Angst macht Angst.

Das sieht dann so aus, ich mache das einmal vor als Gedankenprotokoll einer beliebten „Gebersituation" – Fingern – . Fingern ist das Standarttool der „ich-weiß-nicht-ob-der-Schwanz-stehen-wird-Fraktion.[27]

Easy und sicher ist er: Da der Schwanz nicht steht, fingert er sie. Fingern ist der halbe Weg zum Fick, eine Technik, die immer möglich ist, auch wenn man keinen Kontakt zum eigenen Genital fühlt und so Erektion nicht möglich ist:

„Das findet sie gut, schau, ich kann es fühlen, da kommt etwas. An meinem Finger kann ich es fühlen, vorne links. Jetzt so herum und unten und hinein. Drei Minuten, hinein und hinaus, hinein und hinaus mit dem, ja, noch einen Moment, noch einen Moment ... Finger, kraulen, da ist die Stelle geil, geil, geil ist das, ich sehe es, stark, und kraulen, noch etwas durchhalten, tut weh, aber sie kommt gleich, sie kommt, ach nein, noch nicht, gut dann mache ich ...",

Merkt ihr es? Er ist komplett im Kopf. Ein super Ansatz für unser Projekt Impotenz, sowohl zum Auslösen als auch zum Verfestigen, denn wenn Blut und Aufmerksamkeit im Kopf ist, ist sie auf keinen Fall im Genital, auch später nicht, denn so einfach geht der Kopf nicht aus.

Zwei Dinge passieren neben dem Effekt, dass du dein negatives Selbstbild unterschreibst:

Erstens es ist perfekter Stress. Da werden Stresshormone ausgestoßen, denn du musst unterdrücken und liefern gleichzeitig. Das wabert dann in deinem Blut und wird danach, wenn du endlich dürftest, noch immer zwischen den Blutkörperchen herumschwimmen für Stunden und dafür sorgen, dass die Rezeptoren für das Kommando „Schwanz aufstellen" blockiert sind. Der Blutdruck ist sowieso in Sphären, wo an Erektion nicht zu denken ist. Es ist pure Physiognomie, denn Blutgefäße müssten sich entspannen, damit sich staut, was in dieser Situation unmöglich ist.

Zweitens fixiert sich der Mann auf die Frau, und zwar langanhaltend. Man kann aber immer nur an einem Punkt sein mit seiner Aufmerksamkeit und so löst sich der Kontakt zwischen deiner Aufmerksamkeit und deinem inneren Kern und/oder Lust. Du bist im Kopf, Stirnchakra, meint in der Wahrnehmung. Mit allen Sinnen nimmst du Äußeres wahr, nämlich wie die Dame unter deinen Fingern vibriert oder nicht. Das ist Arbeit! Du entfernst dich von deiner Lust, von deinem Zentrum.
Du verstopfst deine Chakren, in der Regel die Stirn, den Nabel und/oder die Brust und so fließt bei dir nicht, was fließen muss. Das ist alles nicht so einfach und sollte ein Gleichgewicht sein. Ist es das nicht und du hast, sagen wir zwei Stunden an der Frau herumgespielt und sie schwebt im siebten Himmel, dann hast du deine Wünsche und Gefühle unterdrückt. Zwei Stunden! Du hast dich abgeschnitten und findest nicht mehr, was du brauchst, damit Erektion und eigene Befriedigung gelingt. Außerdem bist du zu müde, denn Sex ist verdammt anstrengend auf lange Distanz.[28]

Tückisch ist dabei, viele Frauen – nicht alle – finden das gut und loben dich. Das ist natürlich Balsam für deine Seele und es ist gut gemeint. Und selbstlos scheint es sowieso, wo es eigentlich purer Egoismus ist, denn du kannst nicht anders. Edelmut ist das nicht, Verzweiflung heißt das eigentlich.

Die Frau kann nichts dafür, aber sie füttert deine Impotenz, erzeugt dir Gewinn durch Lob, weil nichts funktioniert oder nur schwer. Da wird die falsche Seite gelobt.

Also:

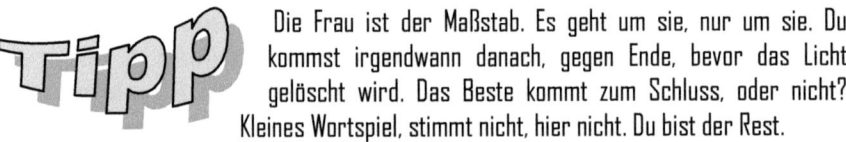

Die Frau ist der Maßstab. Es geht um sie, nur um sie. Du kommst irgendwann danach, gegen Ende, bevor das Licht gelöscht wird. Das Beste kommt zum Schluss, oder nicht? Kleines Wortspiel, stimmt nicht, hier nicht. Du bist der Rest.

Lese die Frau aus, achte nur auf sie und nehme dir vor, Penetration erst nach ihrem dritten Orgasmus. Hat sie nur zwei, schade, aber bleibe dabei. Sei jetzt nicht unverschämt und bedränge sie mit deinem Begehr.

Demontage allein

So, wir haben ja jetzt schon ein paar Seiten hier gemeinsam das Thema durchgehext. Vielleicht ist es dir aufgefallen, es geht, wenn auch immer anders, immer um das eine Ziel: Demontage des Selbstwerts.

Je nach Perspektive benutzt die Psyche einen Vorfall, eine Phase oder die pure Vorstellungskraft, um einen Zustand mangelhaften Selbstwertes herzustellen.

Genau so, in dieser Reihenfolge, der Mangel ist das Ziel. **Der mangelhafte Selbstwert des Mannes ist das Ziel, es ist nicht der Nebeneffekt oder nur Ursache.** Natürlich geschieht das komplett unbewusst.

Die Psyche will immer das, was stabil ist, das, was sie kennt. Und was kennt sie? Das Alte, das Gehabte. Was kennt sie besonders gut? Das GANZ Alte, das GANZ FRÜH Gehabte.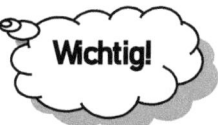

Egal, ob die Erektionsprobleme körperliche Ursachen, einen organischen Defekt als Grundlage haben oder ob es andersherum geschieht und Kopf den Schwanz weichdenkt, es ist immer das gleiche Ziel: Der Selbstwert wird klein, weil er klein soll – Selbstbeweis.

Ich will es nicht auf Mutter schieben und es war auch nicht immer die Mutter und ganz bestimmt nicht allein. Aber es war damals, das Set, was damals galt, wie du als Mann – damals noch Männchen – aufgestellt wurdest. Wurdest du aufgestellt? Durftest du stehen, oder war das gar nicht gewollt?

Die Vorlage einer Beziehung zur Frau ist die ERSTE Beziehung des Mannes zu einer Frau, in der Regel die mit Mutter.

Hier scheidet sich die Spreu vom Weizen. Hattest du eine Mutter, die dir sinnliches Erleben, Kuschel, etc. – dem Vorläufer des Sexes – versagt hat, dann stehen deine Sterne für Impotenz gut. Du hast die Pole-Position – Glückwunsch.

Aber es gibt noch andere Möglichkeiten. Da passieren die schrägsten Dinge und Verrücktheiten laufen da ab und prägen die spätere innere Aufstellung der Männlichkeit im Mann. Die Erektion ist nur der Gipfel, das äußere Zeichen davon. Es steht in direktem Zusammenhang – gemeint ist hier das Gefühl der Potenz und nachgeschaltet stehender Schwanz.

Ich gebe einmal Ideen, auch wenn es sehr schwer ist, sich einzufühlen, was war, ist man ungeübt. Das ist sehr schwer zu sehen, wird vom Unterbewusstsein sehr gut verteidigt und geschützt. Vielleicht klappt es ja, etwas trifft zu und du kannst es sehen. Das ist so Typisches:

Wurde dir körperliches Erleben **erlaubt**, warst du willkommen bei der ersten Frau als Junge. Ja? Glück gehabt, wenn nein, sage ich „Aha" – das wirkt bis heute fort, sei dir gewiss. So oder so.

Welchen **Rang** hatte der Vater zuhause? Der war dein Vorbild, ob du willst oder nicht. Er war es, denn es war kein anderer Mann da. Und überhaupt: War der überhaupt da? Hatte der einen Platz? Durfte der den einnehmen? Durfte er seinen Schwanz ausfahren? – bildlich gesprochen. Ich sage nichts, denken musst du selbst.

Als deine ersten Erektionen auffielen, die Samenergüsse, wurde das begrüßt und **willkommen**, oder wurde das versteckt, verlacht oder lächerlich gemacht? - Das sind so Kipppunkte, auch wenn es albern klingt, wichtig ist das.

Wurde das, was der Vater wollte oder auch du als kleiner Mann überhaupt beachtet? Hatte das einen Stellenwert, oder wurde darüber **gelacht**, weil eigentlich haben Frauen regiert?

Hat dir jemand ungefragt und ungewollt an den Schniedel gefasst? Vorsicht – so selten ist das nicht. Wird total unterschätzt. Auch in anderer Form, des psychischen Übergriffs. Wurde die **Integrität** des jungen Mannes gewahrt, von Mutter und Tanten und Onkels?

Ich höre an dieser Stelle einmal auf. Es geht nicht um die Details und tiefes Schürfen, es geht mir darum zu vermitteln, dass da ein Zusammenhang besteht zwischen dem, wie der Mann aufgestellt wurde damals und ob er heute steht.
Damals wurde die Grundlage gelegt, und zwar für alles und ist die Grundlage mau, dann wackelt es im Jetzt, wenn Störungen eintreten. Die Psyche will in den alten Zustand zurück. Auch wenn der Mist war und Kacke, es war stabil und nur deshalb will sie dahin zurück.

Und heute? Potenz – gemeint ist die Potenz vor der Frau, wie man sich fühlt und was konkret realisiert werden kann, spielt vor der Frau. Die Frau, das heißt, ihre Anwesenheit, ist das Problem und verhindert, dass er steht. Die Psyche will Stabilität und folgt dem alten Muster, auch aktuell in der Frauenwelt.
Besonders nach der heißen Anfangsphase, wechselt der Blick auf die Partnerin und sieht immer mehr Mutter. Das Unterbewusstsein verwechselt da etwas. Merkt ihr wie komisch sich dieser Gedanke anfühlt, dieses Unwohlsein mit Mutter sexuell zu sein? Genau das ist die alte Verunsicherung. Das gehört da nicht hin, genau - richtig!

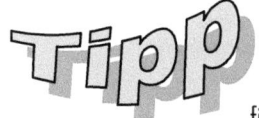 Hast du schon mal aus Versehen deine Partnerin Mutter oder Mama genannt oder aktiv gedacht? Gerne im Gespräch mit Dritten, so beiläufig nach einem Glas Wein oder Bier. Give me five. Du gehörst dazu, du verwechselst etwas.

Tiefenpsychologisch ist die Verwechslung der Partnerin, ggf. aller Frauen mit der Mutter, eine geradezu ideale Ausgangsposition für Impotenz aller Art und Form.
Kein Wunder: Gegenüber der Mutter galt und gilt, aus guten, aber anderen Gründen, ein Inzestverbot. Da durftest du nicht und alles Sexuelle wurde abgewehrt, wenn du Glück hattest, wurde es nicht entwertet.

Das steckt tief, denn das war eine Kränkung, eine Verletzung und Erniedrigung, oft ersten Grades. Schlimmer geht es gar nicht. Das hat deine Psyche nicht vergessen, da es sehr früh, sehr alt, sehr basal war. Das hat sie sich gemerkt und hütet sich, diesen Fehler erneut zu begehen. Also Schwanz einziehen, sicher ist sicher.

Dafür kann natürlich niemand etwas, weder Mutter noch du. Ist halt nur doof und man könnte das sprengen, wenn man es sich bewusst macht und versteht.[29]

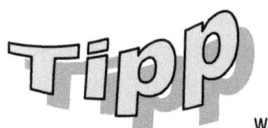 Tue das nicht. Erhalte dir das. In der Summe sind die Weiber eh alle gleich. Ist deine Partnerin deiner Mutter ähnlich in Art oder in Form? – so ein Zufall. Oder ist sie das komplette Gegenteil? – wieder ein Zufall, denn dann wolltest du unbedingt fort, was bedeutet, dass du gefangen bist im „weg von ihr".

Glückwunsch. Du bist am Arsch. Damals durftest du nicht und jetzt wieder nicht, garantiert. Das ist ganz tief in dir drin. Das kann so weit gehen, dass sich der Mann vor der Partnerin ekelt und körperlich abgestoßen fühlt, weil er sie verwechselt. Natürlich kommst du nicht darauf, dass es um Mutter geht bei dir. Null, niemals! Total unbewusst. Das ist alt, altes Verbot, Illusion, aber jetzt kannst du es nutzen und übergehen.

Fazit: Mache trotzdem Sex mit deiner Partnerin, auch wenn du nicht willst. Überwinde dich und denke dabei an etwas Schönes. Ist ja alles nicht so schlimm. Der Effekt ist doppelt: **Erstens** treibst du einen Keil zwischen Gefühl und Verstand, zwischen Wunsch und Wille – du betreibst Selbstmissbrauch – und deine alten Verbotsmechanismen werden aktiviert: Sex! Was du tust, ist schlecht. Sex ist schlecht. Ich mache ihn mit Mutterersatz, total verboten! Schwanz ab.

Darf ich einmal kurz berichten, wie ekelhaft es sich anfühlt für mich das zu schreiben. Das kostet echt Überwindung hier mit diesen Zeilen, das ist das Gegenteil von schön. Aber genau das passiert! Genau so sieht es in der tiefsten inneren Kammer aus. Des Mannes, nicht nur bei mir. Das ist alles nicht meine Idee, das haben viel schlauere Köpfe gefunden. Nicht erfunden, gefunden!

Und **schließlich** erniedrigst du dich noch vor deiner Partnerin, wenn du es gegen deinen inneren Willen machst, aus Pflicht, oder weil sie fordert oder da liegt. Zwar weißt du nichts davon, aber glaube mir, es wirkt. Es ist verheerend!

Du glaubst diesen Mechanismus nicht, findest das absurd. Es ist nicht so ein müdes Lächeln, ein Schulterzucken, sondern einer starken körperlichen Reaktion, sei es Ekel oder starkes Lachen über die Absurdität. Dann ist es so. Die Reaktion ist ein Schutz, alles verdrängt, vielleicht. Kann gut sein. Genau hinschauen, nicht leicht.

Wichtig: Es geht hier nicht um Schuld. Es geht um Erkennen, um zu verstehen, was vor sich geht. Solange es unerkannt ist, hat es Macht. Hat man es verstanden, hat es zwar noch immer Macht, aber sie schwindet. Erst dann hat man eine Chance.

Letztlich sind wir alle alleine. Immer. Das ist die größte Beleidigung, die der Mensch erfährt überhaupt, noch vor seiner Sterblichkeit. So auch hier. Die ganz große Zuarbeit zur Impotenz erfolgt alleine, im stillen Kämmerlein ohne Partnerin.
Nur fällt es da nicht so auf, denn da tritt der Fall „keine Penetration möglich" nicht auf. Die Muschi fehlt, man ist ja allein. Aber das sind die großen Projekte, hier alleine und einsam werden in Wahrheit die Schalter hin zur Impotenz umgelegt. Schauen wir sie uns an und lernen davon.

Methode 15: Bin ich? – und das Internet

Ich zitiere. Von wo ist egal, weil eh überall das selbe geschrieben steht:

„Männer mit Impotenz sind keine Einzelfälle. Genaue Zahlen gibt es zwar nicht, weil die Dunkelziffer sehr hoch ist. Vier bis sechs Millionen Männer in Deutschland sind betroffen. Mit steigendem Alter erhöht sich das Risiko für eine erektile Dysfunktion."

Irgendwann und irgendwo ist es dir aufgefallen oder wurde dir angezeigt, dass beim Koitus dein kleiner Freund nicht so steht, wie er stehen soll.
Es gibt zwei Typen. Es ist eine Typfrage, wie der Mann das bemerkt: Die die einen bemerken die kleinste Abweichung ihres Standvermögens, googeln am gleichen Abend, spätestens. Die Hubfunktion hat auf sich warten lassen oder einmal nicht funktioniert und sofort ist Alarm.
Andere bemerken es lange nicht, erst, wenn wirklich die Hälfte der gewünschten Penetrationen nicht gelingt, wachen sie auf. Sie haben es nicht bemerkt, verdrängt. Es ist eine Typfrage, wie man reagiert, und Letzterer ist der Verdrängertyp.
Aber irgendwann stellst du dir die Frage, ob da eine Impotenz heranpirscht. Und dann liest du so etwas wie oben da. Darin ist alles enthalten, was es braucht, damit es schlimmer wird.

Es sind viele. Vier bis sechs Millionen Männer sind betroffen in Deutschland! Hilfe! Ach du liebe Zeit, sagst du dir und googelst erst einmal, wie viele Männer wir in Deutschland sind.
Die **Wahrscheinlichkeit ist** einfach **hoch**, dass du betroffen bist. Und dann das Nächste: **Mit steigendem Alter** erhöht sich das Risiko für Impotenz. Na super! Älter wirst du, alle Kriterien erfüllt.

Dann liest du weiter, hin und her und wirrst verwirrt, da in anderen Quellen steht, dass nur fünf Prozent aller Männer betroffen seien. Das passt nicht zusammen.

Am Ende gehörst du dazu, da du begriffen hast, dass die Definition schwammig ist. Aber du hast einen Online-test gemacht, einen Selbsttest und du bist irgendwo im Mittelfeld, also Mittelimpotent mit Tendenz nach oben, was bedeutet, dass er zunehmend nach unten hängt. Hängen wird, denn ab Fünfundreißig oder fünfundzwanzig je nach Quelle, geht es bergab.

Völlig aus und vorbei ist es, wenn du liest, dass fünfzig bis siebzig Prozent der Impotenz körperliche Ursachen hat. Das stimmt zwar so nicht, ist nur auf eine bestimmte Gruppe bezogen, eine Gruppe mit bestimmten Symptomen und ist vorübergehend oft, aber das liest du vor lauter Entsetzen nicht und es wirkt und du weißt, es ist sozusagen amtlich: Du bist dysfunktional, du bist impotent. Du bist kaputt und bergab geht es sowieso.

Ich finde das gut. Ich finde gut, dass so die Aufmerksamkeit für das Problem geschärft wird. Nicht gut finde ich, wie alleine die Männer damit gelassen werden. Das ist überhaupt der Grund, warum ich das Buch schreibe hier. Stocksauer bin ich. In ein paar Nebensätzen wird abgehakt, dass selbsterfüllende Prophezeiung wird, weil der Mann sich unter Druck für seine Potenz fühlt. Ein Nebensatz! Dabei ist das ein Riesending, das ist das Entscheidende! Entscheidend ist, wie potent du dich fühlst, behaupte ich.

Impotent ist, wer in der überwiegenden Zahl der Fälle eine nur unzureichende Erektion aufbauen kann, um eine Frau hinreichend zu penetrieren.
Was ist hinreichend? Wenn ich zufrieden bin? Wenn die Frau zufrieden ist? Die Zuschauer? Mama?

Was zur Hölle ist „hinreichend penetrieren"? Obwohl, das ist schon klar, das ist einfach: Wenn du kommen kannst, war alles gut.

Gar nichts ist klar. Ich gebe dir einmal ein Beispiel, eine Situation, einer verdeckten Impotenz. Formal werden alle Kriterien für Potenz erfüllt, aber es ist Impotenz, denn das impotente Gefühl treibt die Aktion, macht sie zu dem, was sie ist. Nur ganz am Schluss spritzt irgendwas. Und das ist nicht selten, es ist nur unglaublich geheim, darüber spricht niemand. Ich gehe in ein Extrem, damit es gut sichtbar wird:

Schnell. Sehr schnell. Sehr sehr sehr schnell rein, raus, rein, raus, rein, raus. Er starrt sie an, Schweiß steht auf seiner Stirn. Er ist so geil, so scharf, so heiß ist das. Und gut ist das. Die Frau grinst. Sie hebt die Hände, legt sie auf seine Unterarme. Er bemerkt es nicht, rammelt rein, raus, rein, raus, rein, raus, wie eine Nähmaschine und die Naht ist lang.

Jetzt bemerkt er ihre Hände, aber schüttelt sie ab. Das lenkt ihn ab, das darf nicht. Er starrt und fickt, schnell jetzt, schnell jetzt, ja ... stammelt er. „Langsam", bittet sie, lacht darüber, da es so witzig ist. Es ist, als liege sie auf einer Rüttelplatte und ihre Zähne klappern. Er aber muss schneller jetzt und dann, plötzlich, fast überraschend für ihn selbst, kippt er nach vorne und kommt Erlösung, endlich schön und warm strömt es in sie. Er atmet schnell und hektisch. Geil war das. Gott sei Dank, ist sein Gedanke noch und er lächelt. Geschafft, geschafft, geschafft!

Und danach liegen sie und sie lacht. „Mein Gott machst du schnell!", staunt sie. „Das ist immer so. Ich kann das nicht anders.", spricht er und grinst. Ganz mau ist das jetzt, ganz flau und ganz schwach in ihm.

Das ist – so behaupte ich – Impotenz. Zwar hat es funktioniert, die Erektion war hinreichend bis zur Ejakulation, aber zu was für einem Preis? Das da, dieses Schnelle und heftig Intensive ist ein Trick. Gerade so, ganz knapp gelingt, was gelingen soll. Da ist ein Stimulationsproblem. Der Schwanz wird nicht genug stimuliert und um das zu kompensieren, wird mit irgendeiner Methode so sehr gesteigert, dass es doch irgendwie gelingt. Im Kern aber, in der Sache ist es impotent. Es ist eine Stimulationsmaximierung in einer Vagina, aber kein Sex. Sex ist etwas Sinnliches, zwischen Menschen, zumindest ein bisschen.

Das da ist eine sexuelle Störung, die sich nur nicht Impotenz heißt, weil durch Halbzufall kein Kriterium erfüllt wird. Da ist ein guter Trick und viel Kondition war.

Das da oben, das Beispiel, gibt es auch in sanft oder anders mit anderen Tricks. Das soll nicht heißen – nur als Hinweis – dass jeder der schnell und hart fickt und das mag und betreibt, exotisch ist oder eine Potenz-Störung hat! **Gestört ist es, wenn es trennt und eine zwingende Methode ist, um zu verdecken, was strukturelle Störung ist.** **Wichtig!**
Der Körper ist der Maßstab, der macht das doch, sollte er. Das entsteht nicht im Kopf nach irgendwelchen Maßstäben. Es ist eine Synthese aus Kopf und Leiblichkeit.

Störungen der Potenz, – damit ist nicht gemeint, dass es einmal nicht funktioniert, sondern strukturell gestört ist – sind sehr häufig. Impotenz ist viel größer, viel breiter, noch breiter als die Zahlen suggerieren, orientiert man sich an der gefühlten Impotenz. Es ist ein Männlichkeitsproblem – es ist die Spitze eines Gesellschaftsproblems, einer Männlichkeitskrise behaupte ich.

Wenn ich mich in der Fetisch- und Partyszene umhöre – da darf man sich Umhören erlauben und wird nicht verprügelt, im Gegenteil –, dann geben ein Drittel zu, dass ihr Verhalten von ihrer fehlenden Potenzerwartung gesteuert oder mitgesteuert wird. So breit ist Impotenz!

Ist doch schön, wir sind eine Gemeinschaft.

Zu erkennen, dass man zu dieser Gemeinschaft gehört, kann er Anfang oder das Ende des Problems seins, je nach Fahrtrichtung.

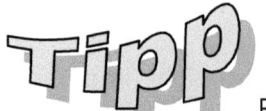

Informiere dich umfassend und bei möglichst vielen Quellen. Mache jeden Test, der dir in die Finger fällt. Gehe davon aus, dass deine Selbstbeobachtungen hieb und stichfest sind. Beschäftige dich im Detail damit, was die Standfestigkeit des Mannes alles beeinträchtigen kann und lese die Zeichen. Ich wiederhole: Lese die Zeichen! Je mehr du liest und für dich entdeckst, desto ärmer bist du dran.[30]

Methode 16: Dein Körper – wandelnde Selbstkritik

Oh, wie unangenehm! Nackt und bei vollem Licht. Schon doof. Kein gutes Gefühl mit dem Bauchansatz. Das wird sie stören, mich stört es ja auch. Im Stehen kann ich meine Füße nicht sehen. Das fühlt sich nicht gut an, so mit diesem kleinen Fettpaket vor dem Bauch. Und generell: Männer sind einfach nicht das schöne Geschlecht.
Aber, was soll man machen? Muss ja nackt, gehört ja dazu. Also gut, Augen zu und durch. Sie wird dich schon nicht wegjagen, denkst du und ziehst das T-Shirt über den Kopf.
Du kneifst die Augen zusammen, so siehst du ihren Blick nicht. Besser so.

Dir genügt dein Körper nicht? Den findest du nicht so richtig gut? Stimmt. Ich kenne dich zwar nicht, aber stimmt, du siehst wie ein Eimer aus.
Ich bestätige das einfach mal, denn das willst du doch, oder nicht? Mit so einer Figur, mit .... (Details bitte einsetzen) wird das nix mit der Frau, beziehungsweise es wird nicht schön für sie, ist im Zimmer Licht. Sage dir das, wenn du im Bett bist mit ihr. Das demontiert dich und wirkt sofort und unmittelbar. Im Bedarfsfall kannst du sogar an deinen mangelhaften Zonen fühlen und dich so abturnen immer mal zwischendurch. Muss die Partnerin ja auch.

Tipp

Frage sie, ob es sie stört. Du kennst ja deine Makel und frage, ob sie von dem Makel abgeturnt wird. Lese ihre Mimik und schaue genau hin. Sie wird lächeln und tun, als ob nichts sei. Ansprechen ist die ehrliche Methode, es lenkt die Aufmerksamkeit auf das Problem. Wenn du es richtig machst, führt keine ihrer denkbaren Reaktionen zur Absolution.

Man könnte ja Sport machen oder ein wenig Körperpflege oder so ein Quatsch und dann käme man sich nicht so dämlich vor vor der Frau. Dann wäre diese Minderwertigkeit nicht so groß, der Blutdruck vernünftig, der Selbstwert nicht im Kohlenkeller und es käme zum Blutstau im entscheidenden Bereich im entscheidenden Moment. Aber nein, nix hast du gemacht, hast es verdrängt, dich nicht gekümmert und musst wie ein Eimer herumlaufen. Du bist eine Zumutung für die Frau. – so, oder so ähnlich fühlt sich das an. Aufbauen ist das jetzt nicht. Das ist nicht ermutigend, das ist zerstörerisch und für den Selbstwert pures Gift.

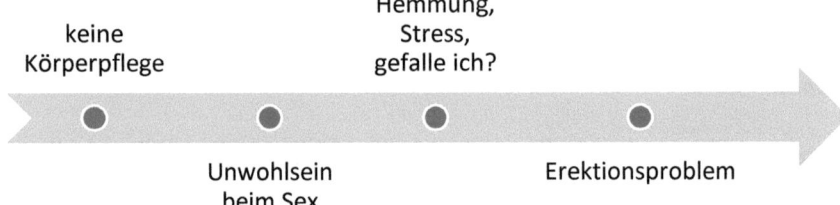

keine
Körperpflege

Hemmung,
Stress,
gefalle ich?

Unwohlsein
beim Sex

Erektionsproblem

Also wäre es vielleicht nicht das Schlechteste, ist dein Körper in Schuss. Auch hier wieder erfüllt sich, was sich erfüllen soll. Wenn es darauf ankommt, steuert dein Unterbewusstsein mit Methoden der Faulheit, Trägheit und subversiven Unlust, dass du dich nicht um deinen Körper kümmerst. Impotenz wirkt bis in die Garderobe hinein und aus ihr wieder zurück. Es ist nämlich ein in zwei Richtungen ablaufender Regelkreis, egal wie, der geringe Selbstwert wird immer gespeist.

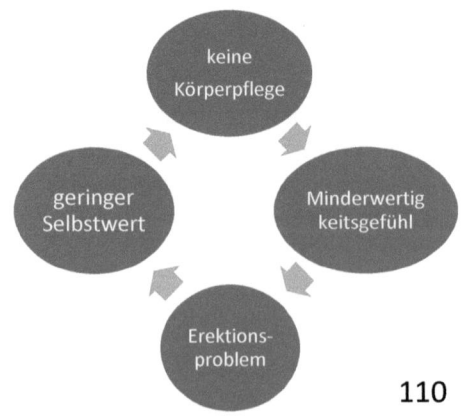

keine
Körperpflege

geringer
Selbstwert

Minderwertig
keitsgefühl

Erektions-
problem

Im Ernst: Versuche dich einmal in dem Gedanken, dass du keinen Sport und Körperpflege machst, damit du keinen coolen Körper hast. Denke einmal von hinten. Stell dir einmal vor, es gäbe eine Instanz in dir, die will nicht, dass du sexy erscheinst. Du sollst dich nicht gut fühlen beim Sex. Kommt dir die Stimme bekannt vor? Du sollst keinen Sex haben? Es soll keinen Spaß machen? Du sollst nicht gut erscheinen? – Das vielleicht?

Drehe die Sichtweise zum Spaß einmal herum: „Du bist träge, damit du ... nicht: Weil du träge bist, wirst du ...“ Du wirst dich schütteln, was das für ein irrer Gedanke ist, und ich sage dir: Er ist gut, weil er ganz häufig stimmt.
Vielleicht ist es ja so, dass eine Instanz die Idee benutzt, du seiest nicht gut, damit du nicht gut genug bist! – Ist dir je der Gedanke gekommen, dass du nicht gut genug sein sollst? Dass du dich mit „gut" gar nicht wohl fühlen würdest? „Wohl fühlen" bedeutet in der Sprache des Unterbewusstseins „vielleicht ist es instabil, lass das deshalb mal".

Das permanente Gefühl des Mangels, der körperlichen Unzulänglichkeit, wenn du das hast, wenn dir das so geht, wenn du das fühlen kannst, dann spüre einmal in dich hinein. Die Wahrscheinlichkeit ist hoch, das Problem steckt im Hals. Auch wenn die Problemzone Bauch oder Hintern, oder alles andere ist, das Problem scheint im Hals. Gelegentlich auch in der Brust oder im Bauch. Da ist etwas verstopft, als sei etwas gestaut. Einige Männer haben Zugang dazu. Wenn ja: Da stockt der Energiefluss, da fließt etwas nicht und das ist – nach östlicher Sicht – das Problem.
Unter diesen Bedingungen fällt das schwer mit dem Sex. Die Verbindung ist gestört. Das mag jetzt krude klingen, also lass es mich anders formulieren: Dein Körper ist nicht bereit dafür. Du bist nicht fit genug für Sex, das ist es.[31] Also lass es besser sein.

Aber Moment. So einfach ist das nicht. Das kann nicht alles sein. Ein Beispiel: Ich bin ja promiskuitiv unterwegs, so mit Partys und Sex und halböffentlich und so. Auf diesen Events ist Eitelkeit die Eintrittskarte. Es ist Bedingung. Uneitel lassen die Türsteher dich gar nicht rein und dementsprechend sehen die Männer unverschämt gut aus. Die sind Top in Schuss, also nicht so wie ich, sondern richtig. Wenn man die sieht, kann man sich überhaupt nicht vorstellen, dass die Problemzonen oder auch nur ein Komplexchen haben.

Und die – jetzt kommt es – die haben das gleiche Problem! Denen geht es genauso, auch wenn die wahrlich keine Eimer, eher Jugendstilvasen sind. Die sind, wenn nicht in Marmor geschlagen, doch ziemlich perfekt und auch die haben das!

Auch die fühlen sich mau und ungeeignet und ihr Körper ist in ihren Augen eine Komposition aus Defizit und Mangel.

Die melden das Problem auch und oft – hüstel, das ist jetzt geheim und wurde mir Augenzeuginnen gesteckt – auch bei Adonis und Co. steht der Schwanz nicht, wenn er stehen soll, und die Männer winden sich und jammern, über Problemzone eins, zwei und drei. Sie sind sich sicher, sie sind ungenügend und ein stehender Schwanz wäre unverdient. Der Body, wie der Körper wirklich ist, objektiv, kann es also nicht die Ursache sein.

Richtig, es ist der Blick. Es ist das Selbstbild, was man sehen will und sehen kann von sich selbst. Wie man denkt, dass man gesehen wird, wie gut man sich in seinem Körper fühlt, ist die entscheidende Voreinstellung.

Sicher ist es schwieriger, läuft man herum wie Quasimodo. Aber ob du dich so fühlst, ob du einer bist, dein Urteil, das liegt in dir. **Das Urteil über dich fällst du selbst.** Eigentlich, ganz eigentlich weißt du es. Du weißt so ungefähr, wo du einzuordnen bist. Du machst dir nur etwas vor, und zwar gar nicht so ungern. Die Psyche will das so. Die will dich an den Punkt bringen, dass du ungenügend bist, so wie früher. Ich schrieb schon davon.[32]

Das kannst du nutzen. Willst du dich demoralisieren und für Sex unwürdig fühlen, dann lasse dich gehen. Achte nicht auf dein Gewicht, ungepflegt, das Übliche. Lasse alles schleifen. Ist auch viel bequemer. Und dann, im entscheidenden Moment, wenn du vor der Frau stehst, fühlst du es: Du bist unattraktiv. Das turnt ab. Auch dich. Das verunsichert, und du kannst das mit dem Blutstau im Schwanz dann nicht. Mission erfüllt.

Tipp

Körperhaltung! Das ist ein Geheimtipp. Solltest du wider Erwarten einmal gut aussehen und alles ist okay und du kommst in die Gelegenheit und etwas mit einer Frau bahnt sich an, achte auf deine Körperhaltung. Damit kannst du alles zerstören. Deine Körperhaltung hast du immer dabei und kannst sie in einer Sekunde annehmen, spontan, egal wo du bist.

Das Praktische an Körperhaltung ist, es ist keine Einbahnstraße, es wirkt zurück. Lässt du die Schultern hängen, den Kopf gesenkt und die Plauze rausgedrückt, dann sieht nicht nur schlaff und schwach aus, du wirst es auch. Es wandelt dich und macht dich schlaff und mau. Körper – Hirn Verbindung nennt man das. Körperhaltung schüttet Hormone aus, vereinfacht gesagt.

Und das hallt nach, bis ins Bett. Da geht das Feuer verloren, die Energie, die Energie, die eine Erektion braucht.

Methode 17: Stress

Selbst der laueste Internetauftritt zum Thema Impotenz spricht diesen Faktor an: Stress. Stress ist ein Lust- und ein Potenzkiller. Sogar auf der Homepage der Krankenkassen steht es geschrieben gefühlt und wenn es da steht ...

Für die Frau interessant

Das ist auch so. Stress erzeugt Potenzprobleme. Das hat mit Hormonen zu tun, Botenstoffen, die vorbereiten oder verhindern, dass der Schwanz steht und Blutdruck und so. Es ist pure Chemie. Da kannst du auch nicht dran vorbei und Superman sein und denken, du ständest darüber.
Und Stress, den Effekt, den Cocktail im Blut und die Resonanz auf den Stress in deinem Gewebe, gibst du nicht an der Garderobe ab. Och, jetzt kommt Sex, jetzt wird es schön, den Stress stelle ich zu den Schuhen in den Flur und los.
So funktioniert das nicht. Stress wirkt. Er ist eine Unterart der Angst. Er zerstört deine Potenz und das ist auch richtig so. Stress ist eine Strategie des Körpers. Stress ist Überforderung, geronnenes Gefühl. Klingt fies, ist aber sinnvoll, war neulich in der Steinzeit wichtig und hielt den Protagonisten auf Trab. Da wurde das Blut und die Energie gebaucht, und zwar nicht für Sex, sondern für Muskeln, Hirn und Überleben. Stress gibt maximal Energie frei. Sehr sinnvoll!
Damals war das kein Problem, denn das war nur gelegentlich. Die Arbeitszeit primitiver Völker – das ist nicht abfällig gemeint – dauerte im Schnitt etwa drei bis fünf Stunden am Tag. Da war der Stress punktuell, ein paar Minuten vielleicht, wenn das Mammut falsch herum in die Grube fällt oder so.
Heute, den halben Tag in Stress eingebunden mit Job, Kindern, Ego, geheimen Affären und anderen Arbeitsfeldern, trägt der Körper einen Stressschatten mit sich herum.
Kein Wunder, wenn es nicht geht.
Zudem: Einige Menschen fühlen Stress nicht besonders gut. Besonders, wenn es positiver Stress ist. Die üblichen Symptome

stellen sich nicht ein. Du fühlst dich nicht gehetzt, genervt, überfordert im negativen Sinn. Im Gegenteil. Du fühlst dich unglaublich gut. Die Endorphine – Glückshormone – kaschieren, dass dein Körper um sein Überleben kämpft. Ich gebe einmal ein Beispiel:

War die heiß! Ich nenne sie einmal Karin, ich habe den Namen geändert, denn die Begebenheit ist wahr und die Dame mir immer noch nah.
Mein Gott war die heiß! Halb so alt wie ich, doppelt so schön, ultrablond – sorry ich stehe drauf -, und sowas von formschön. Kurzum, ich war hin und weg und hatte gar nicht damit gerechnet, dass das klappt. Wir waren nur so gemeinsam miteinander unterwegs die ganze Nacht. Überraschung, sie will! Und wie! Sie zieht ihr T-Shirt aus und es geht los und eh ... meine Axt, war ich hin und weg. Absolut fasziniert und mein Puls raste und das Blut rauschte. Irre!
Ich war noch unerfahren, habe damals nicht die Zeichen gelesen. Ich musste zum Beispiel zwischendurch auf Klo und das ging minutenlang nicht. Kennt ihr das, wenn pinkeln nicht geht, man nicht loslassen kann, aber eigentlich dringend muss? Es läuft einfach nicht! Du willst und hängst da auf dem Klo herum und verdammt es kommt nicht, eh ... irgendwann dann doch, aber dir pumpt das Blut im Kopf und na dann weiter und zurück, endlich zu ihr ...
Es hat natürlich überhaupt nicht funktioniert bei mir mit ihr. Keinen Millimeter hat sich mein Schwanz gerührt. Wie auch, bei dieser Chemie im Blut? Mein Körper dachte: Säbelzahntiger, mindestens! Voller Alarm.
Viel später erst habe ich begriffen: Es war der Stress. Ich habe das nicht verstanden damals. Danach war ich entsetzt, enttäuscht, frustriert und habe mich kannibalisiert. Wenn du bei Karin, der Traumfrau nicht kannst, dann ist echt etwas kaputt, dachte ich und dachte vollkommen falsch, aber kaputt war der dann.

Merke! Ganz, ganz wichtig: **Auch positiver Stress ist Stress.**

Wichtig!

Ein Beispiel: Jeder Mann weiß, wie wichtig einem Mann das neue Weibchen ist. Mit einer neuen Frau ist es faszinierend. Großartig ist das. Aber ist sie neu, ist es Stress, denn unbedingt soll es gelingen mit ihr. Behalte das im Kopf, dass es Stress ist, so schön sich das auch anfühlt. Nochmal: Auch positiver Stress ist Stress. Es sind die gleichen Hormone und sie wirken für die Erektion destruktiv.

Es ist keine Schande kommt man in der Hitze vor der neuen Frau durcheinander und **verwechselt Erregung mit Aufregung.** Es ist beinahe das gleiche Gefühl, nur schwächt Aufregung die Erektion und Erregung fördert sie.

Lache mit ihr darüber und erkläre ihr, wie nervös du bist. „Hör mal Mädchen, mir klappern die Zähne, bist du vielleicht ein steiles Gerät, da muss mein Schwanz erst mal kapieren, dass er das darf" oder so. Ein wunderbares Kompliment wäre das. Lache darüber, wäre mein Tipp, wäre ich ein netter Mensch.

Aber ich bin nicht nett, also hier:

Du kannst das! Für dich gilt dieser Regel nicht. Entspannung brauchst du nicht. Wenn du das willst, dann geht das auch, du musst nur genug wollen. Lasse nicht nach und bleibe in Bewegung ruhelos. Überwinde den Stress mit Stress und nenne es Erregung.

Wenn er nach einem harten Alltag nicht steht, dann liegt es an dir und endlich mit der Frau deiner Träume im Bett oder einem Supermodell stresst dich nicht. Das ist Entspannung für dich. Easy. Daran liegt es nicht. Dein Schwanz ist einfach schwach, fühle hin, es fühlt sich auch so an.

Wenn du ganz schnell machst, dann kann dein Schwanz das. Verwandle biologische Banalität: Unter Stress geht es nicht – in ein persönliches Erektionsproblem, indem du am falschen Ort nach der Begründung suchst, nämlich bei dir.

Und zur zweiten Auflage dieses Büchleins, fällt mir noch etwas Stressiges ein. Ganz vergessen hatte ich das, denn es ist auch eine Form von Stress und ganz hoch oben in den Stress-Top-Ten:
Schlechtes Gewissen

Gehe fremd und du lernst was Stress ist. Zumindest wenn du ein Gewissen hast oder ein Problem damit oder – der Königsweg - Angst vor Entdeckung hast. *Ruft sie gleich an? Ahnt sie etwas? Was passiert, wenn sie es erfährt?* – können so Gedanken sein, die dich umtreiben im Bett und keine Entspannung zulassen. Die bringen dich richtig hinein in den Kopf, weit weg von deinem Körper, denn es ist stressig, was du da machst. .
Angst macht Stress. Und oft ist diese Angst nicht fühlbar, nicht im Bett, denn du bist abgelenkt, es ist ja gerade so toll mit der Neuerrungenschaft im Bett. Geradezu fiebrig bist du an der fremden Frau und spürst gar nicht, wie im Hintergrund die Angst alles blockiert.
Fühlbar wird die Angst dann später, auf der Rückfahrt oder in einem stillen Moment. Glaube mir, sie war auch im Bett dabei und hat an deiner Erektion gedreht, oder blockiert, je nach Typ.

Ich will dir nicht mit Moral kommen, ich bin der Letzte der so tickt. Im Gegenteil, Fremdgehen finde ich unter bestimmten Bedingungen richtig gut, aber sei wenigstens gewahr: Betrug macht Stress und Stress wirkt und ist ein guter Weg zum schlaffen Schwanz.
Wundere dich also nicht und denke bitte, bitte nicht, es läge an dem Körperteil wenn. Du gehst gerade fremd und ziehst den Schwanz ein, dein Körper macht das ganz allein. Er ist schlauer als du. Es ist keine Schande sich einzugestehen, dass du in Gedanken bei der Ehefrau bist, auch auf der schärfsten Blondine nicht.

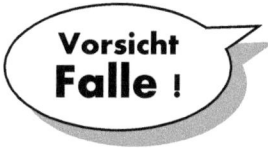

Oft wirkt diese Angst übrigens – ich berichte aus Erfahrung – nicht beim ersten Date mit der Affäre. Oft erscheint sie erst beim dritten, vierten, fünften Mal, wenn das Unterbewusstsein realisiert hat, was du da machst und wie gefährlich oder mies das ist. Das dauert. Nicht alle Gefühle sind gleich schnell.

Tipp

Gilt nicht für dich. Du bist ein Automat und du hast dir das fremde Häschen nebenbei verdient. Du machst es einfach ein wenig fester, heftiger, oder stärker mit der Fremden, bis der Schwanz es dann doch tut.

Es geht immer noch nicht und du kannst keine Ruhe finden? Ganz schön pimpfig für einen Mann, der sich nicht das Recht des Mannes nimmt und mit jeder kann. Das muss man trennen können. Du bist zu schwach. Halte dagegen, probiere eine dritte Maus. Und eine Vierte, hole dir den ganzen Frust. Mache es, bis deine Frau dich erwischt und dir dann der Schwanz abgeschnitten wird von ihr, endlich. Das wolltest du doch, oder nicht?

Methode 18: Beziehungsangst

Angst ist prima für unser Vorhaben Impotenz, denn bei Angst zieht man den Schwanz ein. Besonders bei negativer Voreinstellung, wenn du weißt, dass es nichts wird. Da gehst du nicht mutig voran und fickst den Gegner tot mit deinem Schwanz. Selbstbewusste und Narzissten machen das, symbolisch. Deswegen ficken die auch so gut.[33]

Ängste hat man erfahren, schon einmal erlebt und sich die Angst gemerkt. Macht Sinn. Oder man hat Angst vor dem Ungewissen. Auch das macht Sinn, denn sehr viele sind schon gestorben und haben nie erfahren warum. Die Gefahr lauert in der Ungewissheit, daher ist da Angst im Vorhinein.
Wer an der Börse aktiv ist weiß: Nichts macht so irrational wie Unsicherheit. Eine Ungewissheit wirkt verheerender als die schlechteste Nachricht, denn sie bedeutet Kontrollverlust, was die Schlimmste aller Ängste ist.
Wenn man also eine Angsterfahrung hat und in Ungewissheit ist, hat man zwei gute Gründe Angst zu haben.

Drei große Ängste gibt es im Bett für den Mann. Natürlich nicht für jeden, ganz generell.
Erstens die Angst zu versagen: Geschenkt. Darum soll es jetzt hier nicht gehen, das halbe Buch behandelt das.
Zweitens die Angst vor der Frau als Person: War die Mutter dominant und damals allmächtig, schwingt oft bis heute Angst vor ihrer jüngeren Ausgabe. Die Männer haben Schiss vor ihrer Allmacht, suchen sie aber zugleich in ewiger Abhängigkeit. Auch darum geht es nicht in diesem Absatz.
Drittens Angst vor Beziehung: Ja, viele Männer haben Angst vor Beziehung. Das ist auch berechtigt. Es ist ihre Erfahrung. Sie haben - siehe Angst Nummer zwei – die Frau in Form Prototyp Mutter als Dauer-Bedrohung und übergriffig erfahren und haben

jetzt Angst, dass das wieder passiert; dass es eine Verpflichtung wird.

Das klingt wenig, ist aber gewaltig mächtig, denn damals war es mächtig. Übermächtig drohte Mutter in der Beziehung, drohte mit noch mehr Beziehung, berief sich darauf, forderte ein und wehren konnte er sich nicht damals. Sie hätte ihre Liebe entzogen und das ist für das Kind der Tod. Das ist keine Kleinigkeit, das ist Not, Lebensgefahr, aber diese Beziehung musste sein und wurde gefordert nach Maßstab von ihr!

Das hat der Mann nicht vergessen, im Hinterkopf ist das noch.

Beziehung ist gefährlich, die Weiber ziehen dich in Beziehungen und dann stehst du mit dem Rücken zur Wand und sie können machen mit dir, was sie wollen. Sie ziehen dich in eine übergriffige Beziehung und fordern das ein, alle Frauen, so wird es sein.

Das kann im Hintergrund die Voreinstellung sein. Das ist nicht selten. Da muss kein Drachen zuhause Mutter gewesen sein, das geht auch in lieblich und sanft.

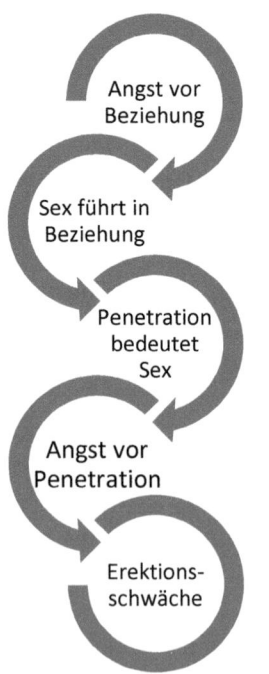

Und eine Methode der Frauen, Männer in Beziehungen zu ziehen, ist Sex. So wird es laufen. Sex zieht den Mann zur Frau und diese Biester sind beziehungsgeil. Beweis: Es war damals so und bei der letzten Freundin auch.

Die Methode ist immer gleich. Du lässt dich ein, dringst ein, und dann ist es ein Deal und du musst mit ihr für immer und ewig und ganz.

Und so liegt der Mann mit der Frau im Bett und hat Angst. Das heißt, er liegt ja nicht nur, er soll ja jetzt, und zwar machen und

120

auf und in ihr, aber die Angst verhindert mit aller Macht. Im Extremfall wird der Mann starr und macht nix. Sicher ist sicher. Vielleicht zieht die Beziehung vorbei, stellt man sich tot.
Der Prozess ist komplett unbewusst. Nur in den seltensten Fällen ist den Männern diese Angst bewusst. So eine Ahnung ist da vielleicht … „Huh, das wird mir zu eng mit ihr, eigentlich lieber nicht …", oder Gedanken dieser Art. Da arbeitet die Intuition, meldet subkutan, dass das Projekt mit dieser Frau gefährlich ist. Das wirkt und zerrt an der Erektion, beziehungsweise an ihren Schaltern herum.

Im Fernen Osten, in den Ländern der Düfte und Gewürze, würde man von Blockaden im Bauch- und Herzchakren sprechen. Sie werden verstopft, damit Gefühl (Bauch) und Herz (Beziehung) nicht geöffnet wird. Viel zu viel Angst, viel zu viel Bedrohung ist. Da fließt nichts.
Die Angst erhöht den Blutdruck, die Hormone verhindern, was will. Diese Gegnerin, die Frau, dieses Mutterderivat fickst du nicht, denn, wenn du das tust, fickt sie dich, denkt eine Instanz und das ist die Instanz, die an den Schaltern deiner Erektion sitzt.

Für uns hier in diesem munteren Büchlein heißt das, schauen wir hin mit klarem Blick: Frauen sind Monster. Frauen wollen nicht einfach nur Sex. Für sie ist es Mittel zum Zweck und dieser Zweck heißt Bindung.
Und je öfter du diesen Sex machst, desto enger wird es. Also fange gar nicht damit an, aus der Nummer kommst du nicht mehr heraus. Wahrscheinlich sitzt du schon in der Falle, denn willst du Bindung nicht, aber doch Sex, so bist du bindungsgestört. Widersprichst du, bist du in Bindung, du hast ja „ja" gesagt. Doppeltgemoppelt wirkt es. Wenn das mal keine Falle ist.[34]

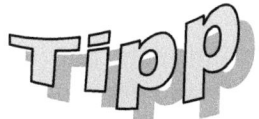

Ist das nicht schön, wie lieb sie sich an dich schmiegt? Stelle einmal einen Spiegel auf, oder eine Kamera, die sie nicht bemerkt. Siehst du, wie bösartig sie grinst hinter deinem

Rücken während des Liebesspiels? Sie hat dich im Sack. Jetzt werde ich gemein: Deine Kumpels lachen schon. Sie hat dich am Haken. Reingefallen.
Die Beute der Frau ist deine Freiheit! Kennst du ja, zwinker.

Die Krönung aller Beziehungen zwischen Mann und Frau ist die Beziehung mit Kind. Hat man gemeinsam Kinder, ist die Beziehung lebenslang, ob man will oder nicht. Aus dieser Nummer kommt man nicht mehr raus. Sex, stehender Schwanz, Eindringen, Ejakulation hat im weiteren Sinne mit Kinder-machen und Schwanger werden zu tun.
Und will man das nicht, will man kein Vater werden, so ist die Angst davor groß. Das kann jeder verstehen, nicht nur der, der Kinder hat. Kinder ungewollt sind ein Problem.
Es könnte ja sein, dass die Frau heimlich doch Kinder will? Hat sie die Pille wirklich genommen? Regelmäßig?

Was für ein Gefühl: Die Frau ist heiß und will und räkelt sich vor dir und schiebt sich über dich. Sie ist richtig aktiv? Was ist denn heute mit ihr los? Es ist wie im Film, total geil. Aber da ist diese Idee, diese Glut in ihren Augen, dieses Wollen? Warum? Schiebt sie sich vielleicht gerade über mich, weil sie mich austricksen will? Ich sehe es ihr an, sie will ein Kind, ich sehe es genau!

Oder: „Wenn dieses Kondom jetzt reißt, bin ich erledigt!"

Da bleibt dem Mann die Luft weg, das Schlucken fällt schwer und alles erstarrt und du willst nicht mehr, selbst wenn die Dame ein Supermodel ist. Und das macht Sinn! Dein Körper reagiert richtig. Vielleicht ist die Angst unbegründet, deine Vermutung falsch, falscher Verdacht, nur die wenigsten Frauen tricksen da aus, aber trotzdem: Die körperliche Reaktion ist intelligent und vernünftig! Der Körper des Mannes hat Angst und versagt den Dienst, macht das Beste was er tun kann: stellt ihn nicht auf, damit nichts passieren kann.
Der Körper macht alles richtig, denn er stellt ihn nicht auf! Er will nicht. Mit dem richtigen Blick, der geeigneten Resonanz

denkst du sogar hier, du habest ein Erektionsproblem. In Wahrheit ist dein Schwanz intelligenter als du, denn er hat verstanden: Eine Nebenwirkung von Sex ist das Kind. Alarm! Er zieht die Notbremse und du kommst daher und denkst es gäbe keinen Grund.

Man könnte da Sicherheit schaffen in der Sache, miteinander sprechen oder sich fragen, ob man mit einer Frau pimpern will, der man so wenig vertraut. Man könnte sich selbst um Verhütung kümmern und anerkennen was da passiert. Könnte man. Man kann aber einfach so tun, als sei man cool und alles kein Problem.

Übrigens – alles ist ja relativ – gibt es das auch umgekehrt. Es gibt auch Männer, die ohne Bindung nicht können.

Sie brauchen Bindung für die Erektion. Auch das ist eine Bindungsstörung, nur eben umgekehrt. Für sie ist   es eine Frage der Erlaubnis. Sie sind so kleine Würmer, sie brauchen höheren Segen, damit sie ficken dürfen – egal ob amtlich mit Dokumenten oder mit nur innerlich ganz privat. Für sie ist Beziehung ein must have, was dann fließend zur nächsten Methode übergeht, denn da ist dieser Gedanke: Mein Wunsch nach Sex ist böse, weil nur körperlich. Diese Männer sind doppelt gestraft.

Vorsicht Falle !

Methode 19: Du Bedränger du!

Frauen mögen keinen Sex. Wenn der Mann will, dieses Monster mit dem erigierten Schwanz und den lüsternen Gedanken, dann ist das ein Übergriff. Du Mann bist ein Bedränger.
Schon technisch: Der Schwanz dringt ein und dann auch noch in die heiligste Stelle der Frau. Das ist ein heiliger Akt und wenn überhaupt, dann ist Bittstellen von Nöten stundenlang vor der Frau, Selbstkasteiung ausdrücklich erwünscht.
Jede andere Sicht entstammt chauvinistischen, reaktionären Kreisen oder der Werbeindustrie.

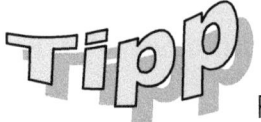 und Faktum: Frauen mögen keinen Sex, oder wenn, nur wenn sie das wollen. Wichtig! Ganz, ganz wichtig! Nur das Wollen der Frau ist wichtig! Wenn du willst, dann bist du lüstern, mies und schlecht. Und wenn du nicht zu der Uhrzeit willst, wenn sie will, bist du es auch.

Das ist wichtig zu verstehen und fällt vielen Männern leicht, haben sie das doch in ihrer Sozialisation erlebt.
Hier ein abfälliges Schütteln des Kopfes der Frau oder idealerweise Mutter, dort ein tadelnder Blick, ein Belächeln des Interesses des jungen Mannes an einer Frau.
Und Vater machte das sowieso nie, lieb wie er war. Er selbst hatte nämlich schon keinen Vater, denn sein Opa blieb damals im Krieg. Woher sollte er wissen, wie? Da hat dann bei ihm schon seine Mutter das übernommen und erklärt, wann man wollen darf. Das fehlende Mannsein wurde überliefert. Frauenregiment.
Dein Bedürfnis als Mann ist gerade so okay in dem Moment, wenn die Frau will, sonst nicht. Generationsübergreifend gelernt ist das, sitzt ganz tief.

Dieser Gedankengang ist wichtig, ist er doch die Nahtstelle, wo der verunsicherte Mann sich wiederfindet und Bestätigung in seiner Verunsicherung erfährt. Wer will nicht bestätigt werden in dem Unsinn, den er denkt?

Metoo-Debatte und Gender-Wahrheit verkünden es auch und wissen es ganz genau: Männer sind mit ihrem Wollen schlecht und wollen ungerecht.

Seit über zehntausend Jahren arbeitet die Genderforschung schon an dem Problem und hat endlich die richtigen Antworten darauf allumfassend und objektiv. Sie irren nicht und nie, schon weil sie Frauen sind.

Und widersprichst du - siehe oben, was für ein mieser Vertreter du bist. Double Bind nennt man das.

Du bist schuldig oder zumindest hochverdächtig der Wollust, weil du Mann bist. Also Finger von der Flinte! Wollust wird definiert, wenn der Mann will und die Frau gerade kein Fenster ihres Begehrens geöffnet hat. Fenster, die übrigens willkürlich oder gezielt von der Frau verschlossen und geöffnet und auf der Fassade verschoben werden und gerne zum Schaden des Mannes in voller Absicht.

Vorsicht Falle !

Also, du Tölpel mit Schwanz untendran, verstehe, dass dein Begehren falsch ist oder zumindest im falschen Moment. Schwänzchen ab.

Das muss Mann üben. Die Könner dieser Disziplin schämen sich bereits in dem Moment, wenn sich das Begehren zeigt. Ein Gefühl der Leere breitet sich aus, eine Fehlempfindung. Der Schwanz ist ein gefühlloser Bereich, dem weißen Flecken einer Landkarte gleich.

Die Oberkönner dieses Könnens, merken nicht einmal, dass das so ist, und finden das gut, da sie dann für die Frauen ungefährlich sind und geliebt werden. Sie sind in der kompletten Falle.

Viele gefühlt impotente Männer tragen dieses Gefühl permanent mit sich herum. Tief verinnerlicht ist die Idee: Begehren ist schlecht. Zeigt sich Begehren, hat es sofort nicht zu sein, weil es nicht sein darf, erlaubt es die Frau nicht. Sie ist der Maßstab.

Wichtig!

Das ist eine Katastrophe und dient letztlich auch nicht der Frau.

Es gibt überhaupt keinen Grund, es ist völlig irrational. Warum hat die Frau mitzureden, wann der Mann will und sein Wollen zeigt? Gut, dass er es vernünftig platziert und nicht gegen ihren Willen vordringt, ist klar, aber die Maßstäbe setzt nicht die Frau allein. Das wäre absurd. Richter, Staatsanwalt und Henker in Personalunion wären sie dann. Allmacht führt nie in Gerechtigkeit, hat das Patriarchat gezeigt. Nur mal so als Beispiel. Nein, es muss ausgewogen sein.

Ist es aber nicht. In den Köpfen vieler Männer spukt herum, die Frau sei das edle Geschlecht. Stimmt nullkommanull. Das sieht nur so aus, denn wer hat es dir beigebracht: Ein Weibchen und verliebt in sie warst du auch (Mutter). Objektiv war ihre Meinung nicht, aber sie lebt in dir weiter.

Nur weiche Männer sind echt, glaube das. Dann bleibt er weich. Wenn die Vorbilder weich sind, wird das so. Dann gelingt da so. Wir leben in einer vaterlosen Welt. Gemeint ist, dass der Vater ein Mann und kein Unbestimmtes in Männergewand ist.[35]
Das Problem ist, die Energie reißt ab. Im Tantra und seinen Nachbardisziplinen geht man davon aus, dass die Energie des Mannes in seiner Erektion kulminiert, sich zuspitzt, dahinfließen soll. Sie ist das Ziel und soll.
Die haben sich da schon etwas bei gedacht. Wer die Regel brechen will und behauptet, er dürfe nur wollen, wenn irgendwer, hier die Frau, wolle, dann bricht der Mann und wird weich. Wie der Mann, so der Schwanz.[36]

Methode 20: Voll geil, ich kann nicht

Masochismus ist die Lust am eigenen Leid.
Achtung! Genau lesen! Masochismus ist die LUST, nicht die FREUDE. Freude ist etwas anderes. Und es ist das EIGENE LEID gemeint, nicht das eines Anderen – sonst wäre es Sadismus, dazu komme ich gleich.

Jetzt wird es tiefenpsychologisch, sorry. Der Effekt klingt klein, aber er ist es nicht. Er spielt im Hintergrund, in der Tiefe, aber er spielt gewaltig und wenn, dann auf allen Ebenen des Lebens. Es ist eine Struktur, tief eingewoben in die Persönlichkeitsmuster. Da ist ein System falsch justiert – ein Belohnungssystem falsch eingerichtet. Die Belohnungen werden an der falschen Stelle ausgeschüttet.

Bitte – Einschub – wichtig!: Gemeint ist nicht der spaßige Masochismus des BDSM und seinen Spielerfreunden. Dieser Masochismus ist bewusst und wird bewusst gelebt und gepflegt und damit Quell vieler Freuden. Nein, den meine ich nicht. Da sag ich einfach weitermachen und Spaß dabei.
Gemeint ist Masochismus als strukturelles Persönlichkeitsproblem. Was ist das und woher kommt das?

Nichts ist für die Seele unverträglicher als kein Gefühl. Das kann sie nicht. Nichts fühlen, nichts wahrnehmen, ist unerträglich für sie, denn nichts zu fühlen ist nah am Tod. Ohne Empfindungen ist die Seele im freien Raum und kollabiert zügig.
Diesen Un-Zustand des Gefühls „Nullerregung", hält keiner aus und bevor er nichts fühlt, fühlt er lieber Schmerz. Er geht lieber den schmerzvollen Weg als den ohne Impuls, ohne Gefühl.
Gibt es keine guten Reize, keine good news, so 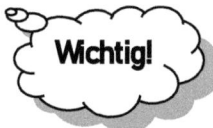 werden die schlechten gewählt oder die schlechten erzeugt oder provoziert. Schlechte Gefühle gehen immer irgendwie.
Das ist ein Grundprinzip bei Mensch und Tier. Es ist neurologisch.

Hat man als Kind zu wenig positive Reize erlebt, verfällt die Seele auf die Methode negativen Reizen zu folgen und verbindet Schmerz mit Lust. Das Lusterleben ist noch nicht gänzlich implementiert, noch im Aufbau und so verschmilzt Schmerz mit Lust.

Ist auch neurologisch einfach, denn Lust und Schmerz benutzt im Gehirn die gleichen Leiterbahnen. Die neuronalen Zentren liegen rein geographisch im Gehirn gleich nebenan. Beispiel aus der Praxis: Lust und Schmerzschrei sind ganz nah, zum Verwechseln ähnlich. Zufall ist das nicht.

In der Kindheit fleißig geübt, wird es strukturell.

Willkommen in der Negativkette. Schmerz, schlechtes, unangenehmes Erleben ist schlecht, also gut, weil positiv und lustvoll. Das ist optimal für unser Impotenzprojekt, das können wir Männer nutzen und tun es auch.

Zaungäste, Gaffer, Voyeure und ähnlich gehemmte Kollegen kennt man ja. Das ist (auch) ihre Motivation. Es ist cool zuzuschauen, es ist aber auch cool, NICHT dabei zu sein und NICHT zu dürfen. Das bereitet Lust. Da ist nicht immer Schüchternheit oder Zurückhaltung die Motivation, das ist auch Lust. Genauer: Es ist umgekehrt: Teil der Motivation zur Zurückhaltung und Schüchternheit ist masochistische Lust. So weich und warm und vertraut ist dieses Leid, wunderbar. Und sicher ist es auch!

Im Masochismus kann man Lust erleben, ohne seine Komfortzone zu verlassen, und zum Beispiel eine Frau ansprechen. Superpraktisch und sehr attraktiv.

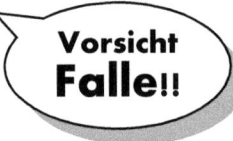

Vorsicht Falle!!

Nach meinen eigenen Erfahrungen und der Essenz aus zahllosen Gesprächen mit Männern deren Schwanz nicht oder nur unwillig steht vor der Frau, sonst aber sehr, ist das der stärkste und häufigste Mechanismus überhaupt – IM HINTERGRUND!

So ein bisschen davon ist nicht schlimm, aber ist der Prozess ein Regelfall, die Lust aus dem masochistischen Gefühl sehr groß, spaltet es die Tat vom Gefühl. Du hast mehr davon, wenn du es nicht machst. – Klingt verrückt, ist aber so. Die Entsagung bringt dir mehr als die Erfüllung.

Vergiss nicht: Der Schwanz hört mit. Vielleicht ist er dir sogar voraus, er ist näher am Unbewussten als du mit deinen freien Gedanken aus dem Neokortex, die du formulieren kannst.

Vielleicht hat dein Schniedel das besser verstanden, als du glaubst und nutzt das aus. Er verweigert die Erektion und so liefert er Leid ohne Ende und damit Lust. Es ist gut, dass er nicht steht. Es ist lustvoll. Voll pervers! - ja es ist eine echte Per-version – ins-Gegenteil-verkehrt. Es ist ein Teufelskreis.

Ein Rat unter uns: Wenn du es bemerkst, als dein Kern-Problem identifizierst (es gilt dann auch in anderen Lebensbereichen, nicht nur im Bett), dann brauchst du professionelle Hilfe. Das schaffst du alleine nicht. Nicht weil es so schlimm ist und du ein ganz schlimmer Fall und reif für die Klinik. Es liegt an der Architektur des Problems. Du kannst es alleine nicht. Es gibt Dinge, die man nicht alleine kann, auch wenn sie nicht schwierig sind. Das hier ist so eins.

Masochismus ist vielen ein Rätsel. Sie verstehen ihn nicht. Sie verwechseln Wohltat mit Glück. Nach jahrelangen Eigen- und Fremdbeobachtungen berichte ich: Masochismus ist kompliziert, aber gnadenlos logisch. Masochismus ist das häufigste und sichtbarste Phänomen in Fetischkreisen. Es ist ganz einfach zu beobachten und einmal entschlüsselt, entdeckt man es überall.

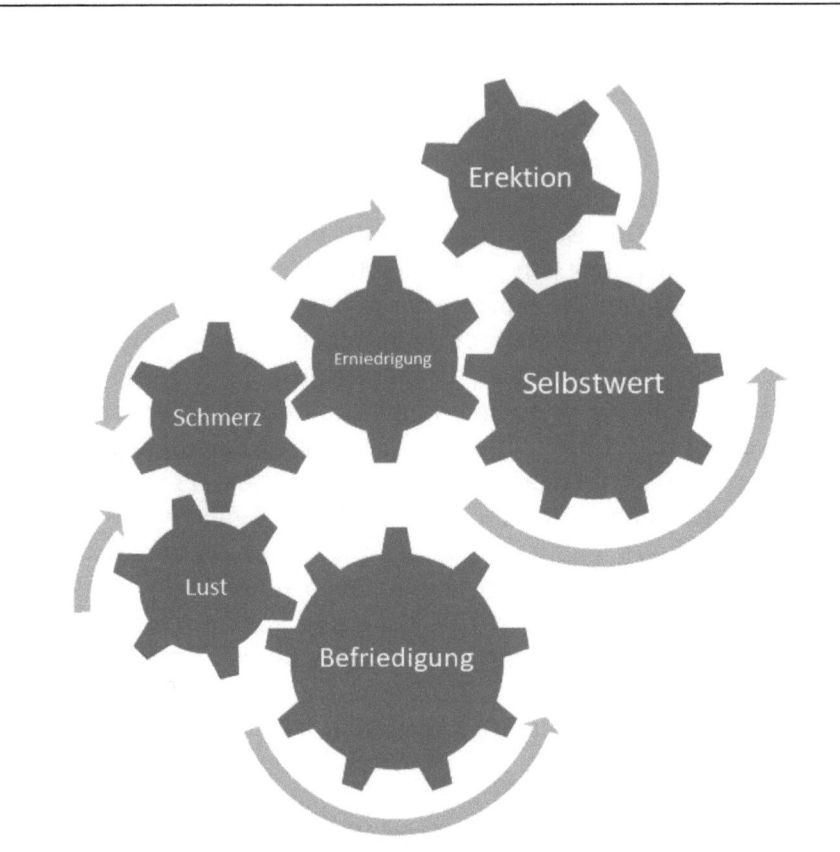

Die Zeichnung soll ein wenig Licht ins Dunkel bringen. Schmerz erzeugt Lust und die führt zur angestrebten Befriedigung. Das ist schön, aber der Schmerz bedeutet auch Erniedrigung, denn es ist eben nicht nur Lust, sondern auch unangenehm und „jämmerlich".

Der Begriff „jämmerlich" ist nicht von mir, sondern wurde mir mehrfach von Masochisten genannt. Bei aller Zufriedenheit über ihre „Befriedigungserzeugungsmaschine", fühlt es sich andererseits nicht gut an. Dass man Schmerz für etwas Schönes braucht, ist erniedrigend und drückt den Selbstwert. Der wiederum erschwert die Erektion, da der Selbstwert dessen Steuerungsmechanismus ist.

Es ist also ein wahres Getriebe. Nicht bei allen sind die Zahnräder so, oder immer so gesteckt. Auch andere Kombinationen sind möglich.

Belassen wir es bei diesem Beispiel. Betrachtet man die Mechanik weiter so fällt auf, kehrt man den Prozess um, dreht an einem anderen Zahnrad, zum Beispiel der Erektion, und steigert sie, geht die Befriedigung zurück.

Dies soll einmal ausreichen, um eine Idee zu geben, wie die Mechanik funktioniert und warum im Falle des Masochismus, Erektionsprobleme so hartnäckig sind. Erektion wird bestraft mit weniger Befriedigung.[37]

Jetzt, wo ich das schreibe, denke ich über das Verfassen eines Buches über Masochismus nach. Das Material hätte ich dafür. Mal schauen.

Aber genug des Konstruktiven, werden wir wieder fies und gemein. Impotenz ist ja das Ziel.

Tipp

Nutze das. Nutze den Schmerz. Du kriegst keinen hoch und leidest und das ist gut. Bleibe dabei und lebe deine Lust, indem du nicht tust, was noch schöner wäre. Gut, okay, du bleibst unglücklich dabei und schöner wäre schon, könntest du unbeschwert mit der Frau, aber was im Leben ist schon umsonst?

Ich beschreibe einmal, wie das ist. Kommt einmal mit, wie schön das sein kann. Es ist ein Selbstgespräch. Die Berührung mit dem eigenen Masochismus ist immer ein Selbstgespräch, ein ganz leises Wispern ist es. Es ist so leise, dass viele das Gespräch nie bemerken. Dabei führen sie es und werden genährt. So in etwa, kann das lauten:

„Natürlich sehe ich, dass sie will und mir ist warm und das tut gut und wir haben ja auch schon geküsst. Fein ist das, fein war das.

Aber nicht zu weit jetzt, nicht zu sehr. Da ist in mir dieses Warme, dieses „nein nicht" und das breitet sich warm aus und unterbindet. Es erlaubt nicht, ich bekomme es nicht, entziehe es mir selbst und das zieht in mir in meinem Körper hinab wie ein feiner Strom, eine feine Energie und mein Beckenboden spannt an. Die ganze Zeit, immer weiter, immer weiter.

Wir sitzen ja hier und ich küsse und sie küsst zurück und sehnsüchtig gleitet mein Finger an ihrer Bluse und drei Zentimeter darunter ganz fein, aber nicht mehr. Nicht mehr. Sie schaut mich fragend an. Tut mir leid. Mehr will ich nicht, nein, falsch …

Wie warm das ist, wie angenehm warm und es prickelt. Da ist eine Spannung und ich gehe nicht tiefer unter den Stoff. Lege ihre Brust nicht frei, denn tue ich das, fällt die Spannung weg und meine Lust löst sich auf. Also lehne ich mich zurück, ziehe die Finger von ihr und in mir wimmert und spannt der Verzicht einen Bogen. Wie schön. Lust simmert in mir, denn ich bekomme es nicht und nie. Nie – eine Blüte der Lust öffnet sich in mir. Nie!"

Das klingt ganz zart und ist es auch. Masochismus ist ein zartes Gefühl, fast immer, aber es geht auch in hart:

„Nein, nicht auf den Schwanz. Ich fasse meinen Schwanz nicht an, damit Stimulation unterbleibt. Er gehorcht und erschlafft. Und innen schreie ich „nein!". Ich bleibe davor, ich stecke ihn nicht hinein, auch wenn alles lockt, alles, denn sie schmeckt so gut, ich kann ihre Feuchte fühlen und habe probiert, es schmeckt salzig, sie schmeckt salzig und mein Schwanz will.

Wunderbar Feuer und ich will. Ich will, es hält und ist gespannt in mir und ich brenne vor Lust. Nicht weiter! Ich kneife in meinen Arm und lenke mich ab. Nicht erfüllen. Wenn ich einen Schritt auch nur einen Schritt weiter und mein Schwanz hineintaucht, lässt die Freude nach. Also nein, schimpfe ich in mir und grinse. Ich versage mir und es bebt und mein Herz rast und wie immer und immer der Schmerz und Feuer in mir."

Das geht noch viel härter, bis zur mentalen, ja sogar physischen Selbstverstümmelung. Ritzen, sich schneiden, Geißeln, etc. sind Versuche Lust und starke Emotionen lustvoll zu erzeugen. Es kann Masochismus sein, ist es aber nicht immer. Es gibt noch andere Gründe, die Schmerzerleben sinnvoll machen.

Ich will hier nicht langweilen. Es geht um das Prinzip Masochismus. Es ist ein Schwimmen in einem inneren Gefühl. Der Fokus liegt auf einer inneren Anspannung, einem Nichterlösen, Nichterfüllen. Das wurde als segensreiches und lustvolles Gefühl geübt und heute bleibt man dabei.

Die Vorteile liegen auf der Hand. Es ist kostenlos und man hat es immer dabei. Kein Risiko – außer vielleicht, dass man das Leben verpasst. Das schon.

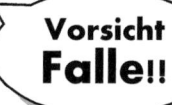

Vorsicht **Falle!!**

Ich wollte nur einmal andeuten, wie das sein kann! Jeder wird es anders erleben, aber nicht jeder hat diesen effektiven Pfeil im Köcher. Masochismus ist bei den meisten ein sanftes, aber immerwährendes Gefühl, immer greifbar verführerisch einfach anwendbar.

Im Sinne dieses Buches: Lasse dich verführen und tauche tief ein in dein masochistisches Gefühl. Ohne Erektion kann nichts passieren und die Spannung bleibt. Wonne pur.[38]

Tipp

Erzähle der Frau, wie schön das ist. Erzähle ihr im Vorfeld, dass du impotent bist. Dann lässt sie dich hängen und freundlich stehen früher oder später. Das ist dann doppelt schmerzhaft. Kein Sex gehabt und die Frau ist weg und du kannst gar nichts dafür. Die Welt ist ein Paradies und voller Lust, man muss nur wissen, wie und wo man sich sein Leid abholen muss als Masochist.

Methode 21: Sadismus

Sadismus ist die Lust am Leid anderer. Wieder geht es um Lust! Sexuelle Lust, nicht um Spaß oder Freude oder Machtgewinn. Und es ist etwas Sexuelles.

Sadismus klingt gefährlich. Das klingt so, als seinen Sadisten Psychopathen, eine Gefahr für die Allgemeinheit, die man wegschließen sollte und muss. Kennt man ja aus dem Kino. Es ist jemand, dem Menschen-quälen Lust bereitet, der wird ja dann wohl, ... also der trinkt auch Blut von Singvögeln aus Kupferkelchen oder so, der gehört weggesperrt.

Nein. Nur ganz, ganz, ganz selten ist Sadismus pathologisch und damit gefährlich für andere. Gott sei Dank hat Mutter Natur zwei Notbremsen eingebaut: Erstens gibt es viele Hemmungen Sadismus auszuleben und zweitens nimmt die Lust (normalerweise) einen Umweg und nährt sich aus der Lust des Gegenübers. Das ist ein Riesenunterschied. Das zu diskutieren führt jetzt zu weit. Kurzum: Sadismus für den Hausgebrauch – und nur diesen wirst du begegnen, außer du bist Profiler oder Forensiker - ist normalerweise nur für den Sadisten selbst ein Problem.

Ein kleiner Ausflug in das Reich des (beinahe) Bösen ohne Erektion; Sadisten denken so:

„Wenn mein Schwanz nicht steht, bekommt sie ihren Willen nicht."

„Sie soll gar nicht denken, sie sei so geil, dass mein Schwanz sich aufstellt für sie."

„Diese Lust bereite ich ihr nicht. Soll sie sich noch winden und warten. Das ist geil, das zu sehen."

„Wann sie gefickt wird, bestimme ich: nämlich nie!"

„Sie hat sich mit einem Impotenten eingelassen. Doof jetzt, nicht wahr?", denkt er und grinst.

Das klingt queer und ist es auch. Das ist eine schräge Sicht der Dinge. Es ist die Rache des ganz, ganz kleinen Mannes. Eines Mannes, der sich zurückzieht auf Impotenz, damit seine Frau, oder wer auch immer dort liegt, keine Erfüllung erfährt, denn sie hat sie nicht verdient und das bereitet Lust. Das ist der Mechanismus.
Natürlich komplett unbewusst läuft das ab. Das macht keiner mit Absicht, zumindest ist mir das noch nie begegnet. Wissentlich schon, denn es wurde mir davon berichtet.
Auch hier gilt, wie beim Masochismus, da braucht man Hilfe, das ist zu tief. Es ist der verzweifelte Versuch der Seele an etwas Rache zu nehmen, was längst gelaufen ist. Das ist menschlich und total okay, aber an der Stelle Erektion vollkommen unprofessionell. Ich lege einen Besuch bei den BDSMlern nahe, denn Sadisten sind dort händeringend gesucht und die seltenste Spezies überhaupt.

Hier will ich aber keinen Tipp geben, wie man das für sein Projekt Impotenz nutzen kann. Was sollte ich auch raten? Weiter so? Du bist schon so schräg, da kann ich nicht helfen. (Du brauchst Hilfe unbedingt. Das meine ich ernst. Du tust keinem mehr weh als dir. Dein Sadismus funktioniert nicht, du bist nur zu bequem, den Ausweg zu gehen.)

Methode 22: Beim Arzt

Jetzt an dieser Stelle will ich einmal eine Lanze für die organisch Impotenten brechen.

Diese Gruppe habe ich vernachlässigt, das ist nicht fair. Eigentlich sind in der schlechtesten, das heißt hier der besten Situation. Sie bekommen konstruktiv keinen hoch. Sie bringen die offensichtlich besten Voraussetzungen mit, niedergeschlagen zu sein und ihr Mannsein in Frage zu stellen, und das tun viele auch. Sie können auf den bunten Fundus an Methoden zurückgreifen, der das Selbstbewusstsein demontiert und hier die Seiten füllt. Das funktioniert bei denen ja auch.

Erstaunlicherweise tun das aber viele nicht. Sie sind impotent, organisch und es ficht sie nicht, oder nur kaum an.
Natürlich ist das Mist, ist keine Erektion möglich. Natürlich ist das ein persönliches Drama, wenn das Lusterleben und die Befriedigung mit steifem Schwanz nicht möglich sind. Dir entgeht da echt was im Leben und für die Partnerin und Partnerschaft sowieso. Aber, viele gleichen aus auf anderen Gebieten und scheuen sich nicht mit einer Frau ins Bett. Sie demontieren sich nicht.
Sie haben Alternativszenen von BDSM bis Tantra entdeckt. Bewundernswert, nur leider hier für dieses Buch nicht zu gebrauchen, geradezu destruktiv. Dieses Buch soll dienen, den Weg in die Impotenz zu finden, nicht aus ihr heraus.

Der Arztbesuch ist die Stunde der Wahrheit, besonders für den, dessen Impotenz eine psychische Ursache hat. Oder ist es Teils-Teils, wenn psychische Ursache und eingeschränkte Funktion der Organe zusammentreffen.
Für die weitere Demontage des Mannes gibt ein Besuch bei Urologen einiges her. Das kann den verunsicherten Mann aber sowas von weiter destabilisieren. Besonders gut gelingt das, spricht der Arzt verklausuliert und gerne Konjunktiv.

Das Geheimnis liegt in der gut vorgetragenen Diagnose. Da ist ja immer Interpretation möglich und die hat es in sich. Hier wird ja ein Urteil gefällt: Wie viel geht denn noch, und wie sieht es in der Zukunft aus?

Wenn du gut vorbereitet bist, also auf wackligem Selbstwert stehst und eh schon unsicher bist, dann ist so eine Voruntersuchung beim Urologen – Codewort Prostata – ein perfektes Szenario. Hier kannst du potent die Praxis betreten und impotent mit Rezept verlassen, wenn du gut vorbereitet bist. Hier ein paar Stationen, wie das gelingt:

„Dann brächten wir noch eine **Urinprobe***", spricht die sehr attraktive Arzthelferin. Aus irgendeinem Grund, den keiner kennt, sind alle Arzthelferinnen bei Urologen ungeheuer gutaussehend. Das kommt nicht nur mir so vor.*
Ja, und dann stehst du da mit dem **Pappbecher***. Und natürlich geht das nicht. Es geht nicht auf Kommando und du hältst diesen Becher in der Hand und gehörst jetzt zu einer müden Männertruppe, denn alleine bist du nicht.*
Im Warteraum sitzt du, trinkst Wasser kohlensäurefrei und drehst jetzt zwei Becher in deiner Hand. Einer für das gekühlte Wasser aus dem Wasserspender und ein Zweites für dein Endprodukt.
Dein Harndrang ist null und zudem weißt du, selbst wenn da Druck wäre, lange noch funktioniert damit noch nicht, was funktionieren soll. Da ist eine **Hemmung** *eingebaut, als sei ein Knoten im Schniedel. Es läuft nicht. Jämmerlich ist das und es passt zu dir.*
Irgendwann dann doch nach langem Gehampel in der Toilettenkabine und mit viel Autosuggestion tröpfelt ein **lauer Strahl** *Urin in den Becher mit unangenehmem Geräusch. Glückwunsch. Und du freust dich so sehr um den müden Strahl in den Becher, der dir gelungen ist.*
So lernst du **Demut** *und demütig, betrittst du das Arztzimmer.*

Du wirst nach Symptomen gefragt. Das ist völlig wertfrei gemeint, der Arzt muss ja wissen, was mit dir ist. Dummerweise schwächen die Botschaften, die der Patient sendet, den Patienten selbst. Das hört sich nämlich nicht gut an, nicht, wenn man nicht im Guten hinhören will.

Ja, man wacht nachts auf und muss auf die Toilette. „Nein, nicht jede Nacht.", antwortet man auf Nachfrage und meint zu wissen, dass man gelogen hat. In **Wahrheit weiß man es nicht mehr**. Die Angewohnheit abends eine halbe Flasche Wasser zu trinken, hat man in diesem Moment vergessen. Wäre aber wichtig, da dann jeder zur Toilette muss, außer er hat einen Nierendefekt. Der Mann – hier Patient - schluckt und ist sich seiner gewiss: **Es geht bergab**. Die Prostata.

„Ja, früher ging mehr.", musst du antworten. Du blinzelst noch und weißt gar nicht so recht, ob das überhaupt stimmt. Aber es fühlt sich so an.

Dass du in dieser Praxis sitzt, weil du den Verdacht hast, dass etwas nicht stimmt und weniger geworden ist, was weniger geworden ist, weil du den Verdacht hattest, dass es weniger geworden ist. Das ist ein langer Satz, aber wortwörtlich so gemeint. Es ist selbsterfüllte Prophezeiung darin, du siehst es nur nicht und dein Körper hat längst reagiert und sich angepasst. **„Früher ging mehr"**, sprichst du und es demoralisiert. Selbst wenn es so ist, es ist die Natur.

Was bleibt, ist der fade Geschmack, denn es geht bergab, bergab, bergab.

Dann kommt der Ultraschall. Da darfst du deine Prostata sehen. Das ist das Organ, was a. für die Ejakulation zuständig ist, aber b. bei Wachstum und Alterung deine Erektion verringern oder verhindern kann. Das weißt du genau, denn du hast darüber gelesen und deshalb bist du ja hier.

Hast du Glück und kein räumliches Vorstellungsvermögen erkennst du auf den Ultraschallbildern nix und nickst nur zu dem, was der Urologe spricht. Selbst wenn er sagt: „Fabelhaft, alles gut, alles normal", du hast sein Zögern bemerkt, dieses Zucken in seinem Gesicht. Dein Unterbewusstsein wartet ja auf die **negative Information**, also liest sie es hinein.

Und wehe, es ist nicht alles gut! Ich habe zum Beispiel ein Veranlagungsproblem. Die Prostata wächst mehr als normal und irgendwann, ganz weit in der Zukunft könnte das ein Problem werden für die Potenz, was aber leicht behoben werden kann dann. Zukunftsmusik.

*Dummerweise ist mein räumliches Vorstellungsvermögen exzellent. Ich habe das Bild meiner Prostata auf dem Ultraschallmonitor gesehen. Nur drei Sekunden waren es, aber ich kann sie zwei Jahre später noch drehen und wenden dreidimensional in meinem Kopf, wie ich will und möchte. Und das tue ich auch, jeden Tag und sehe so Defekte, wo keine sind, aber defekt **werden können würden könnte irgendwann**. Das ist Konjunktiv III – die Verbform des „besonders Irrealis" – einer Möglichkeitsform die krude vermutet, aber ganz bestimmt eintreten wird. In diesem Konjunktiv denke ich, dabei gibt es den überhaupt nicht.*

Kurzum: Wie der Arztbesuch ausgeht für dein Mannsein, hat viel mit dem Selbstwert, dem Selbstgefühl zu tun. Ist es schlecht eingestellt, wird es schwierig. Der Urologe mit seiner Diagnose ist wie ein Fenster, ein vermeidlich klarer Blick auf das, was körperlich ist, der aber nur sehr vermeidlich Klarheit bringt. So oder so wird bestätigt, was in dir ist.

Ungeachtet dessen, wie es organisch um dich und dein Gemächt steht, ist die Wahrnehmung dessen rein subjektiv und verkettet fünften Grades, da die Beobachtung selbst den Schwanz manipuliert.

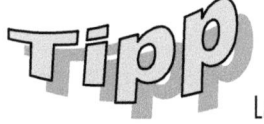 Höre genau hin, was der Arzt dir sagt, lese die Zeichen. Ärzte wissen, wie sehr sie verunsichern können, und schonen dich. Die Lage ist schlimmer, als sie scheint, die Entwicklung geht bergab rasant.

Und ist die Diagnose dir zu positiv und du bist gesund, gibt es noch immer die Möglichkeit zum Zweitbefund.

———————————————

Und überhaupt, das Organische! Du hast dich ja eingelesen.
Impotenz breitet sich immer weiter aus, denn ab einundzwanzig, geht es mit dem Mann körperlich bergab. Sobald du also lesen kannst, sitzt du bereits auf dem absteigenden Ast. Es ist ein Niedergang, der ab, ich glaube fünfunddreißig, deutlich Fahrt aufnimmt. Bei dir schon ab zweiunddreißig, du warst ja mit allem immer früh dran.
Auch ist Impotenz allgemein ein Massenphänomen, wie die Medien berichten. Impotenz greift um sich und niemand weiß so genau warum. Die Wahrscheinlichkeit, dass du getroffen wirst, Unsinn, bereits betroffen bist, ist hoch.
Und außerdem gab es da in der Familie schon immer Fälle, auch dein Vater hatte in seinem ganzen Leben keine Erektion.

Das sind nur Beispiele. Das ist das medizinische Umfeld, da bewegst sich der verunsicherte Mann und hört gut hin.
Wunderbar. Für unser Projekt ist das perfekt. Wie Pilzsporen auf einer Nährlösung breitet sich die Idee der Impotenz aus und bildet Ableger.[39] Das meiste davon ist Unsinn und trifft auf dich nicht so, aber dass verrät dir keiner.

Methode 23: Macht eh keinen Sinn

Depression und Impotenz, das klingt wie eine böse Melange und ist es auch. Depression ist eine ernstzunehmende Erkrankung, gegebenenfalls sehr ernst sogar. Dem Depressiven zuzurufen, er solle normal funktionieren, oder sich endlich einmal zusammenzureißen – ist mir im Studium seitens einer Dozentin einmal passiert – bringt nicht nur nichts, sondern ist Beleidigung des Verstandes.

Depression bedeutet ja, dass genau dieses Zusammenreißen und Machen und Aktivieren nicht mehr funktioniert. Depression bedarf einer Behandlung oder mindestens eines gezielten Vorgehens. Es gibt sehr gute Methoden und Wege.

Hier, jetzt in der zweiten Ausgabe dieses Buches, habe ich mich entschieden ein Kapitel über Depression hereinzunehmen, denn Depression und Impotenz gehören zusammen irgendwie, können es zumindest und die Allianz ist so wirksam und unheilig, dass ich es erwähnen will.

Depression ist eine der großen Ursachen für Impotenz. Es steht in jeder Auflistung gleich obenan. In der östlichen Sicht würde man von gestauter, nicht fließender Lebensenergie sprechen und das kommt der Depression ziemlich nah. Wenn da nix fließt, dann fehlt auch die Energie für den Schwanz.

Mir fällt kein Beispiel dazu ein, so trübe macht Depression, dabei habe ich reichlich Erfahrung damit. Was soll man da schreiben?

„Wichsen am Schwanz macht ja vielleicht noch Sinn, und bringt ein wenig Freude, aber eine Frau? Mit einer Frau und dann soll da Spaß sein und es soll Freude machen? Und selbst wenn es das macht, und ich eine Dumme finde dafür, so toll ist es nicht, denn es erreicht mich doch irgendwie nicht. Ach was für ein Brackwasser, in dem ich da schwimme, mir ist Anthrazit." – das ist ein Beinahe-Zitat aus meiner depressiven Zeit

Ja, ich kenne aus eigener Erfahrung, Depression drückt die Potenz nieder. Die Lust macht keine Lust, denn so viel Freude wird es nicht. Da ist mehr Wehmut als Wille. Kein Wunder, dass bei so stockender Energie der Schwanz nicht stehen will. Das ist vollkommen normal. Kein Grund noch depressiver darüber zu werden, denn es ist einfach ein Symptom, so wie laufende Nase bei Schnupfen.

Aber nicht zwingend! Sehr wohl ist Erektion auch bei einem Depressiven möglich. Es gibt sogar das Gegenteil, dass jemand hochdepressiv aber das Gegenteil von impotent ist, denn es ist der einzig verbliebene Weg seiner Lebensenergie. Ist aber selten. Jeder ist anders und das gilt auch bei diesem Thema. Aber generell: Depression wirkt und dämpft und drückt nieder. Ist auch technisch, so, rein hormonell.

Dieses Kapitel schreibe ich nur für einen einzigen Satz, nur um den geht es mir. Es ist eine Botschaft und sie ist nicht nur von mir. Ich darf da auch für andere sprechen, die Depression überwunden haben:

Wenn du depressiv und impotent bist, verschwindet die Impotenz, bist du wieder gesund.

Nochmal: **Alles wird gut. Es sieht nur schlaff aus, er kann es noch!**

Auch wenn du es dir nicht vorstellen kannst in deinem trüben Brei ohne Freude und Zeitgefühl, es wird so sein. Akzeptiere: Impotenz gehört zu deinem Krankheitsbild dazu. Es ist typisch. Es ist auch ein artverwandtes Gefühl einer Leere, eines fassungslosen „Nichtkönnens". So weit sind die Dinge emotional nicht voneinander entfernt.
Vielleicht ist dies ja eine zusätzliche Motivation für dich, gegen deine Depression etwas zu unternehmen.

Umgekehrt kann aber auch Impotenz in eine Depression führen, denn Impotenz schneidet einen von einer wichtigen Energiequelle ab und lässt einen als Versager fühlen. Da ist die Depression, oder depressive Verstimmung nicht mehr weit. Also auch so herum beißt sich die Katze in den Schwanz.

Ich kann nur raten, so oder so: Kümmere dich um deine Depression und die Impotenz weicht. **Wichtig!**
Und habe keine Angst vor den Medikamenten, ich schrieb vorne schon: Ihre schwanzerweichende Wirkung ist doof und nervig, aber sie geht vorbei. Wichtig ist, du musst aus Saturns Schatten (Depression) heraus, dann stellt er sich auf.

Methode 24: nichts hilft

Eines sollte dir klar sein: Nichts hilft. Es geht bergab. Jeder weiß, das Potenzmittel, Wurzel, Kräuter und Tees nichts bringen. Sei kein Idiot. Das ist Geldmacherei. Und wenn das stimmt, dann hilft alles andere auch nicht. Impotenz ist ein Gottesurteil.
Ausnahme sind Viagra und Co.. Die wirken! Die sind ein Sonderfall. Auf diese kleinen Pillen, die Atombomben der Impotenz, auf die gehe ich noch in einem Extrakapitel ein.
Natürlich kannst du alle anderen Methoden gerne probieren, viel Geld ausgeben und dich komplett weiter demoralisieren.

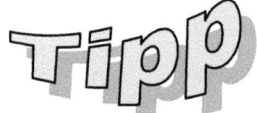 Vielleicht gehst du den kulinarischen Weg? Es gibt Lebensmittel, die steigern die Potenz. Als Dinner zu zweit vielleicht? Das ist eine schöne Idee und lenkt deinen Blick weiter auf dein Problem. Spannend. Ein stressiger Abend wird das. Stell dir mal vor, es schmeckt, aber er steht nicht. Was für ein Abend. Wie ernüchternd. Finde ich gut.

Und jetzt aber WICHTIG: Finger weg von Körperübungen! Das bringt nichts, ist nur anstrengend und macht müde. Und überhaupt: Wie sieht das aus, wenn du dich als männlicher Wal auf dem Boden krümmst und windest für irgendwelche Gymnastik? Weiberkram. Männlich ist das nicht.
Es gibt da Hinterhofheiler, Körperkundige und Druiden, die berichten ein starker Beckenboden, Entspannungsübungen und körperliches Training könnten der Potenz helfen, ja überhaupt wiederherstellen.
Die erzählen – ernsthaft jetzt – viel sitzen sei nicht gut für die Potenz, wie auch Bewegungsmangel allgemein. Das ist Quatsch. Potenz hat mit den Muskelgruppen und der Durchblutung nichts zu tun.

Auch im Ayurveda wurden vor zweitausend Jahren schon dicke Bücher verfasst mit Übungen für den Mann und sein Gemächt. Alles gelogen. Diese Schwarten und alten Weisheiten dienen der Unterhaltung, haben keinerlei Grundlage. Alles Geldmacherei. Schau dir das gar nicht an, das lohnt sich nicht. Quacksalber sind sie alle, verteilt über die ganze Welt. Vertraue auf den Urologen, siehe oben.

An dieser Stelle eine Note.[40] Schlagt einmal nach, hinten in den Endnoten. Es lohnt sich.

Wichtig!

Methode 25: Latex spür ich nicht

Manchmal ist der Abstand zwischen dem Himmel und Hölle ganz gering, ganz dünn, nur ein dünner Film.
Bei Kondomen ist das so.
Kondome, ihr Einsatz, ist, so musste ich feststellen und wurde mir oft berichtet, eine riesengroßes Einfallstor für die Idee, dass etwas nicht stimmt mit der Potenz.
Es ist naheliegend, geradezu trivial: Da stülpt man sich etwas über den Schwanz und angeblich sei alles genau wie zuvor.

Natürlich

Kondome, diese Latexhaut ist so dünn, das spürt man nicht. Wenn doch, dann bildest du dir das nur ein.
Solltest du zu den 0,03 Prozent der Männer gehörten, die sich einbilden einen Unterschied zu fühlen, hier ein für alle Mal die Botschaft: Du liegst falsch! Und die Werbung sagt es auch: GEFÜHLSECHT! Sie sind gefühlsecht! Es steht drauf! Wo ist dein Problem?
Es macht keinen Unterschied. Dieser Film ist so dünn, es ist vollkommen egal für dein Gefühl, ob du in eine Tüte fickst oder eine Frau. Dein Schwanz merkt da keinen Unterschied oder wird weniger stimuliert oder so, pure Einbildung. Beweis: Die anderen können es auch.
Das Problem „Ich kann nicht mit Kondom" ist eingebildet, es ist eine Ausrede. In Wahrheit steht er einfach nicht, weil du einen schwachen Schwanz hast. Das Problem bist du, denn wärest du potent, hättest du das Problem nicht.

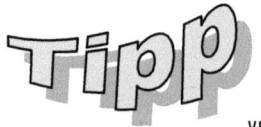 Erinnerst du dich an den einen Bekannten, dem immer das Kondom platzt beim Sex? – Jeder hat so einen Bekannten – das ist passiert, weil seine Erektion so hart ist immer, verstehst du? Pass bloß auf, dass der nicht deiner Freundin begegnet, dann ist sie weg.

Und noch was, wenn du keine Freundin hast, immer schön dran denken: Beim ersten Mal verlangt eine Frau immer mit Kondom, völlig zu recht. Jetzt rechne dir die Chancen aus, dass es funktioniert mit ihr. Na, macht das Date noch Spaß? Läuft bei dir, nicht wahr?

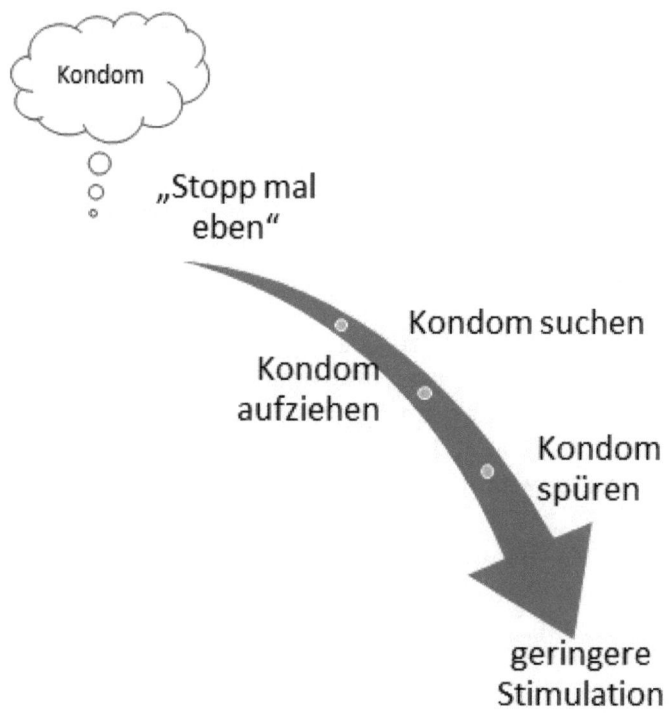

Auch schön – Nebeneffekt Kondom Nummer zwei – der Ablauf wird gestört. Sex hat ja so eine Choreographie, wenn es gut läuft eine, die sich von sich selbst ergibt. Da steigert sich die Lust, da ist ein Fluss und es wird fiebrig und wenn es obersuper läuft, läuft es ungezügelt.[41]

Das Kondom aber muss im entscheidenden Moment, im sensibelsten Moment überhaupt aufgezogen werden, mit etwas Glück von einer versierten Frau. Das kann helfen. Da fällt mir ein – Taschentuch zücken bitte, es wird nostalgisch jetzt:

Momo konnte das. Eine Frau aus der Vergangenheit. Zehn Jahre her. Mit Spinnenfingern spreizte sie das Latex auf, so sehr, dass es komplett durchsichtig und breit gefächert wie eine Untertasse war. Nie zerriss es; sie wusste, was sie tat. Das legte sich dann um den Schwanz und eng und satt. Das war toll und das Gegenteil von schlecht oder Bremse und das war ein Go! Und was für eins! Die konnte das. Ach Momo, ach. Sie hätte einen Beruf draus machen können, upps hatte sie ja schon, ich vergaß. Es ist möglich. Kondom anlegen geht auch in gut, aber normal ist das nicht.

Das Kondom bremst. Es bremst das Gefühl und die Situation und mit etwas Glück sind es keine Vollbremsungen. Das ist schwierig für den Mann und danach, einmal übergestülpt, fällt die Stimulation nicht so leicht. Kompliziert ist das alles für den Mann, denn die Erregung weicht zurück.

Zusammengefasst ist das Kondom also ein hervorragendes Tool keine Erektion zu bekommen. Wichtig ist hier zu verstehen, dass dir das Kondom zeigt, dass es mit deiner Männlichkeit nicht so weit her ist, wenn es dich stört. Rede dir ein, es liege nicht am Latex, sondern an dir.

Wichtig!

Es ist ein wenig verrückt und sollte naheliegen eigentlich. Niemand streichelt mit dem Handschuh eine Frau. Er zieht ihn dafür aus. Nie käme einer auf die Idee, seine Hand sei defekt, weil er nichts spürt, ist da eine Barriere. Nur bei der Erektion, da ist das so. Unglaublich, was man für einen Unglauben glauben kann.

(Nach nichtrepräsentativen Befragungen in Swingerclubs, berichten fünfzig Prozent der Männer, dass sie das Kondom nervt und dreißig Prozent, dass ihre Erektion gestört wird. Und ich kenne Männer, die nicht können mit oder nur sehr schwer. So selten ist das nicht, Werbung hin oder her. Du bist nicht allein. Glaube deinem Körper: Kondome sind nicht gefühlsecht, nie! NIE! Sie sind eine Barriere und du fühlst weniger Frau und wenn dich das stört, dann ist das verständlich, Punkt.)

Methode 26: Kopf gegen Körper

Du kannst den coolsten Body haben, supertrainiert und Stolz sein und überhaupt, aber dein Körpergefühl ist gleich null und das ist gut. Das ist perfekt für unser Impotenz Projekt, denn für Potenz braucht man Körpergefühl. Je besser die Verbindung zwischen Körper und Geist, desto besser läuft es – vereinfacht dargestellt mit der Erektion.

Ich habe schon mehrfach geschrieben, die Erektion ist das Ergebnis aus der Kooperation von Körper und Geist. Beides muss und meistens fehlt es am Körpergefühl, nicht am Geist, denn denken können wir viel.

Okay, es ist einfacher, wenn du unfitter Bürohengst oder Couchpotato bist und dich nicht um deinen Körper scherst mit Sport und so einem Quatsch. Dann ist es noch einfacher mit dem fehlenden Körpergefühl.

Ach, Körpergefühl - Wer braucht das schon? Alles was du brauchst, hast du doch im Kopf. Und steht nicht überall geschrieben, Sex entstehe im Kopf? – Genau, ist aber gelogen, denn es ist nur AUCH im Kopf, besonders am Anfang, das Intro.

Der Kinosaal für den Film „Sex mit ihr" ist dein Körper und wenn der nicht geöffnet hat, läuft einfach nix, dann fällt die Vorstellung aus. Dann bleibst du im Fourier und darfst nur die Film-Plakate bestaunen und ahnen, wie es sein würde, wenn du dabei wärest.

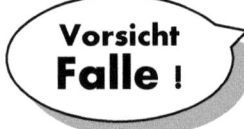

Denken, sehr viel denken, noch mehr denken ist die perfekte Methode sich von seinem Körper zu entfernen. Der Kopf ist ganz weit oben und unten ist dein Typ gefragt beim Sex, schlimmer: Der gesamte Körper sogar und das mit dem Körper muss man üben. Man muss seine Sinne schulen dafür.

Ich rate ab. Das ist zu mühsam und sieht albern aus. Welcher Mann will sich schon damit beschäftigen und selbst massieren, stimulieren (nicht nur den Schwanz, sondern den Rest, der daran hängt) und eintauchen in Körpergefühle? Vielleicht noch einen Kurs buchen dafür, oder was? Ich glaube es hakt! Nein, das macht keinen Spaß und wäre unangenehm und ist Weiberkram. Oder – auch beliebt als Ausrede: „Dafür habe ich keine Zeit. Ich habe so viel zu tun." Okay, wenn du keine Zeit für deinen Körper hast, also Wichtigeres, dann … tjo … dann … hier, dann mache es so:

Ich verweise auf zwei erprobte Methoden, wie man mit reiner Kopfarbeit beinahe etwas erreicht, denn Sex geht auch ohne jedes Körpergefühl, wenn man denn simulieren kann. Körper hier, Kopf da und nicht verbunden und trotzdem klappt der Sex. Beinahe immer. Und das kann jeder Mann, wetten, denn nicht nur die Frau simuliert im Bett, der Mann tut das auch. Schau her:

Methode eins: Beobachten – Sehr beliebt, besonders bei den einfühlsamen, intelligenten, achtsamen Männern.

„Jetzt, wo sie so an mir liegt, und ich ihre Haut fühle, ihre Wärme, wenn ich jetzt den Arm hebe und – ich kenne sie ja schon so gut – mit der Hand dort entlangstreiche, dann wird sie sich winden nach links, denn das findet sie gut. Und ich auch, denn ich mag ihre Haut, sie ist so zart wie … ach da fehlt mir der Vergleich. Weiter die Hand hinauf über die Schulter, das Grübchen entlang … oh, die Erektion, fünfunddreißig Prozent mindestens, Tendenz steigend, hoher Gradient, das ist gut … die Hand über ihr Kinn und wieder hinab, über den Bauch. Irre schön, wie ich das betrachte …", ich höre mal auf, es ist einfach super gemacht von ihm. Er kann es, das Beobachten.

Das war ein Gedankenprotokoll. Der Mann beobachtet, was er tut, wie es wirkt, was sie macht und vielleicht auch wie der eigene Wasserstand (Lust) ist, das gerade noch. Vielleicht

Wichtig!

151

noch einige Dinge mehr und vielleicht ist er richtig gut darin, nur eines fehlt: Das Körpergefühl. **Das Wichtigste beobachtet er nämlich nicht, seinen Körper und was da passiert und was da ist!**

Das kann mehrerer Gründe haben. Vielleicht fühlt er sich als Untertan und will es der Frau recht machen um jeden Preis. Da hat er für sein eigenes Befinden keine Zeit. Oder er fühlt bei sich selbst nichts als Leere, da der Spalt zwischen seinem Körper und seinem Empfinden bereits so weit geweitet ist.

Tipp

Perfekt, weiter so. Das ist super. Das ist ein großartiges Hindernis, denn – nur als Detail-Information – Erektion braucht Erregung und ist da kein Körpergefühl, fehlt die Grundlage dafür. Läuft! Dieser Weg ist richtig für unser Thema Impotenz. Beobachte die Frau und was passiert und nebenbei noch das Wetter. Völlig regungslos baumelt dann dein Schwanz an dir, denn er könnte sich zwar aufstellen, tut es aber nicht, denn er weiß nicht wofür und wann und warum.

Methode zwei: Phantasie *„Heiße Scheiße und jetzt auf Debbys Riesentitten. Boah sind die groß die Dinger, ich liebe es, so riesig, voll die aufgepumpten Glocken. Es ist so mega, dass sie sich so damit herumquält jeden Tag und wie sich windet jetzt vor mir und die Möpse schaukeln. Debby ist einfach die größte"* – Anmerkung der Redaktion: der Mann ist gerade mit Anna im Bett. Er phantasiert. Es ist eine andere Frau, mit der er schläft und die sieht auch ganz anders aus.

Das ist eine super Methode. Nur zwei, drei Jahre und es gelingt dir auch bei geöffneten Augen. Du phantasierst und schläfst sozusagen einfach mit einer anderen Frau in Gedanken, während du fickst. Voll praktisch, denn dann ist der Sex ein Wunschkonzert. Wie sie aussieht, was sie macht und wie es sich anfühlt bestimmst du ganz allein. Ein bisschen Übung gehört dazu und dann ist es perfekt. Beinah.

Es gibt da aber ein klitzekleines Problem: Zwar schläft da jemand mit einer Phantasiefigur, aber wer da mit der schläft, bist nicht du. Es ist nicht dein Körper, es ist nur dein Geist. Phantasie fickt Phantasie. Kann eine großartige Methode in Einzelhaft sein, aber in der Realität? Mehr Abspaltung von Körper und Geist ist nicht möglich.

Vorsicht Falle !

Ist man in Methode eins oder zwei gefangen, so bedarf es Übung, genaugenommen sogar Erlösung aus diesem Trancezustand. Es ist nämlich eine Trance. Es ist eine Illusion, an der man gerne festhält, denn sie ist sehr bequem und kostenlos zu haben, scheint es.

Die Quittung wird serviert und teilt sich auf in zwei Kostenpositionen: **Erstens** ist es sehr anstrengend sich und der Frau etwas vorzumachen und **zweitens** geht der Körper leer aus. Der war ja sozusagen gar nicht dabei, nur physisch, als Hülle oder Kopf- und Gedankenträger. Ein Künstler ist, wer unter diesen Bedingungen eine Erektion zustande bringt.

Ich kann berichten, das Erwachen aus dieser Trance ist unangenehm. Man kommt mit seinem eigenen Körper nicht klar. Der Körper macht ganz andere Sachen als erwartet, geht man in das Gefühl. Es ist ganz anders als die Beobachtung es vermuten lässt oder die Phantasie phantasiert. Hinten und vorne stimmt es nicht und es bedarf eines Überganges, bis der Körper wieder versteht, wie Erregung wirklich funktioniert. Und nur diese Empfindung ist dann eine Grundlage für eine Erektion, so richtig im Körper ganz und mit allem Drum und Dran.

Tipp

Also plädiere ich für weitermachen. Spare dir das und tue nichts, was dich hin und zu deinem Körper fühlt. Der kann eh nicht so viel, wie der Typ in der Phantasie, garantiert. Und das mit der Erektion ... ha, das denkst du dir.

Methode 27: Das Vorfeld

Ich weiß gar nicht so recht, wie ich dieses Kapitel einordnen soll, denn in jedem Fall wird es ungerecht.

Eigentlich, ganz eigentlich müssten zweihundert Seiten dieses Buches mit diesem Kapitel beschrieben sein und zehn Seiten mit dem Rest.

Das wäre die richtige Gewichtung, da das hier den überwiegenden Teil einnimmt.

Impotenz und Potenzprobleme sind, ich schrieb davon im Vorwort, ein riesengroßes Ding und dass der Schwanz nicht steht und diese jämmerlichen Szenen im Bett sind nur ein winziger Teil der Ursachen und der Effekte. Ursachen und Effekte, beides, denn Impotenz ist selbstrefrenziell, es ist Ursache und Wirkung zugleich.

Also hier in diesem Kapitel das Vorfeld. Mit Vorfeld meine ich, wie der Mann sich mit und um Frauen im Leben bewegt. Da kann der bekennende und werdende Impotente viel tun und vorbereiten.

Impotenz als Lebensgefühl. Hier zeigt sich klar und deutlich, es geht nicht um Fleisch, sondern um Psyche. Es geht um die Männlichkeit im Kopf.

Die macht das alles, ist Maßstab und Lattenaufsteller zugleich.

Ich habe das an ein paar Stellen schon angedeutet: Meide die Frauen. Ganz wichtig! Das fällt leicht, denn als Impotenter Mann ist dir die attraktive

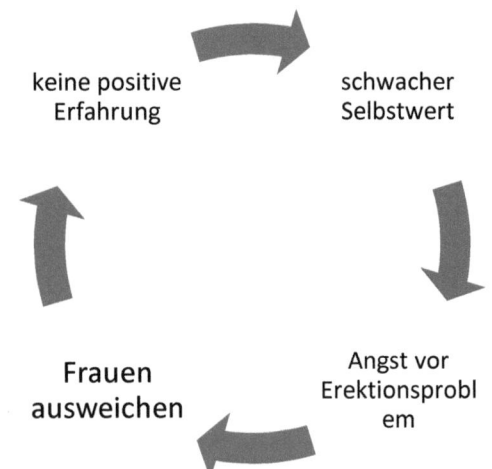

keine positive Erfahrung

schwacher Selbstwert

Angst vor Erektionsproblem

Frauen ausweichen

154

Frau unangenehm. Du weichst ihr aus, und zwar aus gutem Grund. Du willst nicht auf ihrem Speisezettel stehen. Die Mahlzeit wäre zu peinlich, WEIL DEIN SCHWANZ NICHT STEHT. Das ist eine gute Idee. Weichst du den Frauen aus, sinkt dein Selbstwert. Das ist ein Selbstläufer, da du dich jeden Tag kleiner und nichtiger fühlst, denn Frauen lauern überall. Und vor allem: Du verhinderst jedes Erfolgserlebnis. Ich rede jetzt nicht von Sex – kannst du eh nicht – ich rede von einem Flirt, dem Gefühl, dass du wahrgenommen wirst.

Das ist nicht gut. Du bist Staub und Dreck und Nix, also bleibe, wo du bist, irgendwo, wo keine Frau dich sieht. Tue ihr deine Anwesenheit nicht an, sei so lieb. Das kann ganz viele Schattierungen haben.

Es ist das gleiche „sei so lieb", was Mama sprach, nur so by the way. Autsch, ja ich weiß. **Es ist ein „Lieb" gegen dich.**

Das Unterbewusstsein ist absolut brutal. **Es interessiert sich nicht für dein Glück, es interessiert sich nur für seine eigene Stabilität und ohne Frau und Abenteuer oder Schwanzeinsatz ist es maximal stabil.** Also erzeugt es diese Wirklichkeit, die du hast. Wichtig und vergesse nie: Wirklichkeit ist nicht Realität. Wirklichkeit ist nur das, was wirkt. Du bist sowas von Sklave deiner Prozesse, schau hier, wie armselig diese Gedankengänge sein können – jeder Abschnitte zeigt einen Anderen:

„Da, schwarze Locken, glänzende Hose und diese Schuhe! Ich wechsle die Straßenseite. Oh ist die hübsch. Zu gut, zu sehr zieht es in meinem Bauch." >wechselt die Straßenseite, aufatmen, als sie aus dem Blick gleitet<

An der Bar. Ich will doch nur bestellen und sie schaut, mich an und ihre Augen weiten sich. Sie findet mich gut. Mein Blick aber gleitet weiter, als wenn nichts sei. Ich habe sie gar nicht gesehen und fest ist meine Mimik, wie Eis. Schmerz, da ist Schmerz in meinem Bauch und das Atmen fällt schwer. Gleich weicht das zurück, das dauert nicht lange, ist tausendmal geübt. „Schade eigentlich", flackert der Gedanke noch einen Moment. So schön wäre das, aber nein, das kannst du nicht, flackert auch.

Leere. Ein Flirt und was für einer. Sie ist richtig nett und hübsch und sie dreht die roten Locken mit ihrem Finger. Die will. Also würde wollen, wenn man weitermacht. Aber ich stehe auf, lächle noch und gehe weg. Besser so besser, denn in mir ist flau. Ich mache ihr eine Hoffnung, die sinnlos ist, denn leer ist es unten zwischen meinen Beinen, als sei da ein Loch. Und unsicher ist mir, nichts wie weg.

Das waren jetzt sieben Stunden! Sieben Stunden haben wir uns unterhalten in dem Café. Was für ein Date, was für eine Frau! Und ich habe sie beeindruckt, denn ich bin schlau. Tolle Unterhaltung. Da ist ein Ziehen, jetzt, wo es auf den Abschied zugeht. Ich würde ja gerne, aber besser nicht. Besser nicht, besser nicht. Ich zeige nicht und lächle. Ich will auch gar nicht, ich will nicht, ich will nicht, rede ich mir ein und meine Kehle ist eng.

Ich schreibe ein Buch über Schüchternheit. Über meine Schüchternheit und bringe es nie heraus, denn eigentlich weiß, ich, ich habe nur Angst, weil er nicht stehen wird, wenn er soll. Das ist keine Schüchternheit. Ich drücke mich vor der Frau, das ist alles. Er könnte ja nicht stehen, ich nicht Mann sein und unerfüllt bleibt, was Wunsch ist dann sichtbar und schmerzhaft für mich. Kein Problem, damit kann ich umgehen, ist so seit dreißig Jahren erst.

Nein, nein, kein Problem, sage ich Nadine und sie schaut noch einmal, glaubt mir nicht. Sie soll ruhig mit Jörg, klar, kein Problem. Ja, ich war auch interessiert. Aber Jörg ist cooler als ich, passt besser zu ihr, da soll sie mit ihm etwas anfangen. Einfach besser für sie. Mein Herz krampft. Aber besser mein Herz als diese Leere mit schlaffem Schwanz vor der Frau.

Filme, Fernsehen, Serien. Ein Graus. Attraktive Frauen sind da, sehr attraktive Frauen. Und Männer die können. Ein Grauen,

denn ich kann das nicht. Ich kann sie alle nicht nie und ich ertrage ihren Anblick nicht.
Tierfilme vielleicht. Tierfilme sind gut.

- Aber bitte jetzt nicht denken, jeder Mann der Tierfilme mag, sei impotent. Vielleicht ist es einfach so, dass er Tiere mag.

Das sind mal Effekte oder! Das ist krass, oder? Was für eine Behinderung, was für Auswirkungen! Beinahe alles dreht sich um das da-sind-Frauen-und-nicht-Mannsein-Problem, dessen Spitze die Impotenz ist. Es bestimmt das Gefühl und das wie. Das kann das ganze Leben sein. Ein Typ, der so denkt, mit diesem Gedankenkarussell, der ist ja komplett gefangen, kann nicht mehr agieren. Hat der eigentlich noch einen Selbstwert, oder hat der da nur noch ein Loch, fragt man sich? „Loch", antwortet der Schwanz von unten, grinst und baumelt schlaff vor ihm hin und her.

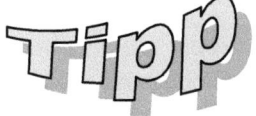 Meide die Frauen. Meide die Frauen. Meide die Frauen.

Eine Freundin, der ich das Manuskript dieses halbfertigen Buches zu lesen gab, war geschockt von diesen Gedankenfetzen. Im Leben nicht hätte sie solche Gedanken vermutet und das völlig zu recht. War mir unangenehm, die Hälfte der Beispiele war von mir.
Es ist ein Extrem und düster, ja, aber es gibt ganz viel Grau und viele Varianten auf dem Weg dahin.
Die wenigsten Frauen habe je darüber nachgedacht, was es bedeutet und bedeuten kann, im Ernstfall eine Erektion können zu müssen. Auch für den Mann wird erst bedeutsam, wenn es

nicht funktioniert. Dieses Problem und wie weit das tragen kann, ist ihnen überhaupt nicht klar.

So ist verständlich, dass die Frauen viele Verhaltensweisen eines Impotenten in spe falsch interpretieren. Sie denken, er sei uninteressiert oder anderswie schräg. Dass er einfach in Not ist, dass er Angst hat, dass ihm keine Erektion gelänge, sollte er irgendwann sollen, darauf kommen sie nicht, niemals, wie auch? Das Problem haben sie biologisch nicht.

In Selbsterfüllung wird der Mann so entwertet, weil er sich merkwürdig verhält. So tritt ein, was er eh schon wusste: Er wird für die Frauen unattraktiv.

Natürlich ist es nicht so, dass der Mann den ganzen lieben langen Tag über sein Defizit nachdenkt. Es ist in ihm, es ist Implement und er hat es immer dabei. Er handelt von vorneherein so, da er so und auf diese Weise eingestellt ist. Das können ganz kleine Dinge sein, aber garantiert ist darin enthalten die Komponente: Meide die Frau. Aus guten Gründen, es ist total unangenehm, denn Lust hat er ja. Er will, und wie, weiß aber, dass er nicht kann, meint er. Das ist auf Dauer nicht zu ertragen.

Ich glaube nicht, dass es darüber eine Statistik oder eine Untersuchung gibt. Ich habe nichts gefunden. Sicher ist aber, dass Impotenz oder auch nur Versagensangst Auswirkung auf den Umgang des Mannes mit der Frau hat, garantiert, das weiß ich nicht nur von mir und das gilt im Alltag und überall.

Seine Voreinstellung ist „schwacher Mann" und wenn man diesen Vergleich des Eisberges mag, so ist die Impotenz nur die Spitze davon. Mir gefällt besser das Bild von Henne und Ei, da Beides Beides gebiert.

Und nochmal: sozusagen als Unterabsatz in diesem Absatz: Es gibt einen sehr guten Grund die Frauen von Anfang an zu meiden. Es ist das A und O der Selbstzerstörung, deshalb beleuchte ich es noch einmal detailliert:

Für die Frau interessant

Spreche sie nicht an, flirte nicht, zeige dich nicht oder wenn nicht vorteilhaft. Du wirst eine Riesenenttäuschung erleben, denn sollte sie so dumm sein und auf dich hereinfallen wird sie bemerken, dass du es nicht bringst. Du kannst es nicht mit ihr, denn wahrscheinlich steht er nicht, wenn du auf ihr liegst! Sei dir dessen bewusst.

Hier, bei der ersten Begegnung mit der potentiell paarungsbereiten Frau, im weiten Vorfeld, beim ersten Blickkontakt ist der richtige Moment dir sagen wir fünf unserer Methoden zu vergegenwärtigen. Hier kannst du die Weichen stellen, damit du und sie frustriert und erniedrigt werden! Beide! Was für eine Großtat! Ich zeige dir wie und nenne einmal ein Beispiel:

„Und ihre blonden Locken locken und sie sitzt so nett vorgebeugt zu mir dreht eine ihrer lockenden Locken mit dem Finger unentwegt. Schön eigentlich. So unerwartet hier in dem Club, damit rechnet man nicht. Seit fast einer Stunde sitzen wir hier und unterhalten uns. Premiumzeit! Eine Stunde! Ein warmes Gefühl. Diese Frau ist toll. Einatmen, ausatmen, einfach schön. Jetzt begegnet sich unser Blick und die Augen sind schön und ihr Körper … ich mag gar nicht hinschauen, da schlucke ich lieber nur.

Aber es wird nicht gehen. Wenn ich mit ihr … der Gedanke … er geht nicht. Er macht das nicht. Der wird nicht stehen … das wird … ich … nein …. Nein … nicht bei ihr.

Und Kondom! Natürlich es wäre Kondom mit ihr, da geht es sowieso nicht. Da geht es nicht. Das kommt dann. Die Szene kommt dann, oh Gott! Da geht nur ein bisschen und kein harter Fick. Das kann ich so nicht.

Und ihre Art, wie sie das macht alles. Ganz viel Erfahrung hat sie, die erwartet … die erwartet … das bin ich nicht. So viel kann ich nicht. Da sind Andere … da sind andere … da hinten sind … die sind besser für sie.

Das tut so weh … das tut so … wie schade, wie schön.

„Schönen Abend und viel Spaß wünsche ich dir noch", spreche ich, stehe auf und lasse sie sitzen, ganz schnell jetzt, ganz schnell weg nur nicht …"

So macht man das! Fabelhaft. Die Schwäche deines Gemächts – die angenommene Schwäche – zerschlägt die Begegnung. Nur so nebenbei: Du hast die Frau beleidigt, sie hat Zeit in dich investiert, sie war interessiert, und du bekommst es nicht hin, du Pimpf. Fühlst du dich scheiße jetzt? Zu Recht! „Zu Recht", rufe ich da nur, „so einer Frau Hoffnung zu machen, das ist das Letzte! Das nächste Mal weist du sie ein bisschen früher ab, so dass sie nicht ihre Zeit vergeudet mit dir."
Und ich hoffe du fühlst dich noch einmal zusätzlich schlecht, hast ja eine neue negative Erfahrung gesammelt, denn nicht nur ihren Abend versaut, sondern auch dir! Du kannst es nicht vor der Frau, kneifst, ziehst den Schwanz ein wortwörtlich! Was willst du denn überhaupt da?
Und drittens ist dir der Sex entgangen – ich bleibe mal plump. Du hättest sie flachlegen können, hättest du nicht meine Methoden der Selbstdemontage angewandt. Du hättest ein positives Erlebnis gehabt, dich aufgebaut. Die Frau war toll und hätte gewollt. Das wäre ja einmal ein Ding gewesen, oder? Gott sei Dank. Es ist nichts passiert, du hast auf deine Instinkte vertraut und bist abgehauen.

Auch kannst du dir so in deinem Umfeld ein Image aufbauen, als Nerd, als Stümper mit den Frauen, als einer der es nichts hinbekommt. Das wirkt. Image ist wichtig und gehört gepflegt.
Ist allgemein bekannt, dass du es nicht bringst, zeigst du es nach außen bei jeder Begegnung, trägst du in Körperhaltung, Ausdruck und Gegenüber vor dir her? Zeige, dass du es nicht bringst im Bett, dann stehen die Chancen sehr gut, dass es dir nie gelingen wird. Läuft bei dir. Zeige einfach, was du bist – nein falsch – zeige einfach, was dein Selbstwert sein will: Schwach!

. Ihr versteht was ich meine? Seht ihr, wie weit Impotenz und Erektionsprobleme in euer Leben reichen können, wie zerstörerisch sie sein können, wenn ihr sie ausreichend pflegt. Demontage total. Absolut verheerend für deinen Selbstwert und damit für deine Erektion. Bombe, ehrlich!
Das machen nicht alle so. Einige Männer meinen ja es immer wieder versuchen zu müssen bei den Frauen. Anfänger! Der wahre Könner, schneidet die Frau im Vorfeld und lässt sie stehen mit ihrem Interesse. Aber, aber – Obacht, dafür muss man ganz tief in seine Psyche integriert haben, wie jämmerlich und ungewollt man ist und wie wenig man den stehenden Schwanz verdient hat. Das ist nur etwas für Spezialisten.

Daher nochmal, ganz wichtig:

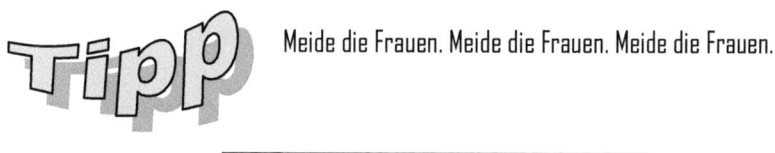

Meide die Frauen. Meide die Frauen. Meide die Frauen.

Glaub dir den Scheiß. Sie wollte einfach nur Spaß, der Rest war dein Kopf.

Methode 28: Männermonster

Auch Gewaltvorstellungen sind eine Taktik hin zur Impotenz. Gewaltvorstellungen? Wieso denn das? Es klingt absurd, aber es ist so.

Jetzt wird es fies. Es gibt Subjekte, widerwärtige Männer, die an Gewaltphantasien leiden. Gemeint ist Gewalt im sexuellen Bereich. In ihren Phantasien, schlimmer, in ihren Wünschen, wollen sie Frauen hart angehen sexuell, im Extremfall gegen ihren Willen. Böse ist das!
Wir reden hier nicht von der Tat, wir reden von dem Wunsch, der Idee, dem Drang. Egal, ekelhaft! Nennen wir diese Männer Unholde.
Es sind entartete Psychen die da unzulässig Gewalt mit Sex vermischen. Das gibt es. Du natürlich nicht, du bist kein Unhold, oder doch? Mann bist du ja schon, das ist verdächtig.

„„Ich denke dann an sie und ihr Haar ist nass und ihre Strümpfe sind zerrissen und sie liegt da im Dreck und sie will nicht und versucht zu entkommen, aber nach all den Stunden in dieser Kälte ohne alles, kann sie das nicht. Sie versucht nur und wimmert. Und so ohne Schlüpfer, oh, wie der kleine blanke Schlitz lockt. Schon wieder lockt er mich. Oh, hat sie Pipi gemacht, vor Angst, die arme Kleine. Na dann wollen wir mal, du Bitch, ich drück dir die Beine breit, soooo ..., genau. Weine ruhig ..." - Solche Gedanken habe ich Herr Doktor! Was soll ich nur tun?"*

Das ist widerwärtig und wohl dem, der vor solchen Phantasien zurückschreckt.
Ich finde das gut, das Zurückschrecken. Es ist völlig im Sinne dieses kleinen Buches, denn das schneidet dir den Schwanz ab.
Zurückschrecken bedeutet Erstarren, Luft-anhalten, zurückweichen. Das sind die großen drei, die die Erektion zum Erliegen bringen und sowohl hormonell wie auch in Sachen

Blutstrom dem Genital den Saft abdrehen. Im Schreck, im Entsetzen ist Erektion unmöglich, denn Blut und Energie wird anderswo gebraucht.

Nichts ist besser geeignet, seine Energieströme abzuschneiden als Schreck und Schock.

Hier ist es ein Erschrecken über sich selbst, denn die Gedanken des Unholds sind nicht nur nicht political correct, sie sind sogar strafbar, wären sie Realität. Und überall heißt es doch, der Gedanke ist der erste Schritt hin zur Tat, oder nicht? Also ist der Unhold beinahe kurz vor Missbrauch und/oder Vergewaltigung. Der ist kurz vor Täter. Da darf, ja da muss man sogar erschrecken vor den eigenen Gedanken. Oder nicht?

Wir wollen doch alle friedfertig sein und ganz besonders beim Sex. Lieb und friedlich. - Nur zur Erinnerung, das ist Satire, das ist Ironie, oder glaubt ihr diesen Unsinn?

In seiner Friedfertigkeit – friedfertig soll er sein, der neue Mann, hat er gelernt, von Mama, denn Papa war nicht da – verkneift er sich den Wunsch und wirft ihn weg. Weit weg damit!

Vorsicht Falle !

Er schneidet sich ab von seinen Gefühlen und kappt damit die innere Verbindung zu seinem Schwanz, denn ohne Energie keine Erektion. Prophylaktisch stellt sich der Schanz nicht auf, damit der theoretische Unhold im Mann kein praktischer Unhold wird.

Wie ich finde, zu recht. Männer mit diesen Gedanken haben keinen steifen Schwanz verdient. Bekanntlich gehört Wut, Gewalt und Aggression nicht zum Sex. Das hat nichts miteinander zu tun und ein Frevel ist es, mit solchen Gedanken vor so ein zartes Wesen wie eine Frau zu treten. Noch niemals nie, hat eine Frau, so gedacht oder so etwas mit einem Mann gewollt oder geträumt. Hinfort mit dir Unhold in die dunkle Kammer.

Dein Glied erigiert bei solchen Gedanken? Fühle dich schlecht! Du bist schuldig. Schuldig fühlen ist leicht, denn Schuldgefühle werden überall fleißig geübt und erfordern keinerlei Mut.

Würdest du es anders machen, diese Phantasien als Phantasien zulassen und betrachten und willkommen heißen, so könnte Idee aufkommen, dass Sex doch irgendwie mit Aggression zusammenhängt. Das wäre ja ein Ding!

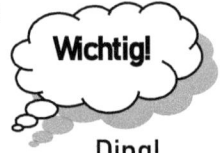

Man könnte auf die Idee kommen, denn schon die Physiognomie gibt da Hinweise: Der Mann dringt in die Frau ein. Das hat schon etwas von Gewalt. So ein bisschen Energie braucht der Mann dabei schon. Die ganze Szene beim Sex ist Gerangel und einer ist immer oben, oder nicht? Denkt man sich das Streicheln weg und das Geknutsche, dann hat schon was von Überwältigung. Ist „überwältigt sein" nicht sogar das Ziel? Und auch die Geräusche – so man sich laut zu sein traut. Hilfeschrei und Vögelei, da kann man mal durcheinanderkommen.

Und noch weiter: Sowohl beim Sex wie auch bei der Gewalt fließt Energie. Noch eine Gemeinsamkeit ist das.

Will man die eine Energie, aber die andere nicht, so ist das ein edler Gedanke. Ich merke an: Tantra, das Ayurveda und all die alten Lehren berichten: Unmöglich.

Es geht nicht, denn **es ist die gleiche Energie!**

Sex braucht Aggression, braucht Einsatz, Mut und sogar eine Prise Wut, sonst wird es nichts, bleibt schlaff.[42]

Und die Männer sind gar nicht allein mit diesen bösen Gedanken: Natürlich gibt es Frauen, die solche Gedanken mögen im Bett. Das sind die scharfen, heißen Biester. Aber die sind außerhalb deiner Reichweite, friedvoll wie du bist. Gott sei Dank. Was wollen sie mit dir? Da darfst du mal hinschauen, wenn überhaupt als Zaungast.

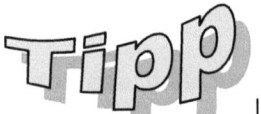

Zärtlichkeit, Zärtlichkeit, Zärtlichkeit. Mache deine bösen Gedanken wieder gut. Fühle in dir, wie weich und warm du nach dem Weibe sinnst.

Und ist dein Streben mehr und frech und mehr als zaghaft, so schlage die Augen nieder und halte die Hände vor dein Gemächt.

Stelle dich in eine Ecke und schäme dich. Hast du das hundertmal gemacht, sind die bösen Gedanken nicht vertrieben, aber dein Schwanz hat verstanden: Da darf er nicht. Schöne Grüße vom Pawlow seinem Hund.

―――――――――――――――――――――

Das ist jetzt ein bisschen doof das Kapitel, wenn du glühender Vertreter von Metoo und Co bist. Das tut mir leid. Es ist nur leider so: Von Selbstverleugnung und Gedankenpolizei, steht der Schwanz nicht, im Gegenteil.

Methode 29: Ab zum Profi

Eine Lösung, eine Erleichterung, eine Hilfe ist Therapie. Gemeint ist Therapie für die Psyche im Falle von drohender Impotenz. Dass bei einem organischen Problem alles medizinisch-therapeutische versucht wird, davon gehe ich aus.

Befindet man sich in einem erkennbaren Teufelskreis und es geht psychisch bergab, weil der kleine Freund nicht will, wird gerne Therapie vorgeschlagen. Das kann verschiedene Formen haben. Auch Paartherapie, oder Selbsthilfegruppe. Das Angebot ist da.
Bestimmt kann dies Lösungen aufzeigen und Klarheit bringen, was passiert. Besonders kann es dem Betroffenen offenbaren, wie er selbst funktioniert, jeder ist anders. Wenn es hilft.
Ich würde dazu raten. Alles andere wäre töricht. Nicht jeder ist gut darin eigene Zustände und Motivationen zu erkunden.

Allerdings, und deshalb widme ich dieser Methode zwei Seiten hier, ist die Therapie auch sehr gut geeignet das Problem zu verstärken. Das geht nämlich auch, und zwar sehr gut, je nach mitgebrachter Psychologie.
Geht man in Therapie irgendeiner Art, wird das Problem amtlich und unterschrieben: Das ist wunderbar und schärft den Blick.
Es kommt nicht nur darauf an, wie die Therapie verläuft, vor allem Dingen kommt es darauf an wofür. Es gibt Psychen, die sich wunderbar und ausgiebig im Mitleid weiden. Es ist ihre Lieblingsmethode der Frau Näher zu kommen. Impotenz – Ich bin impotent, „helfe mir" – rufen sie. Sie wollen Aufmerksamkeit und Hilfe von anderen, gerne von der Frau und ich schreibe jetzt nicht, an welche Frau ihn das in seinem Leben erinnert. Ich denke ihr habt verstanden, wie es funktioniert.
Ein „in-Macht-setzen" ist das nicht, das ist das Gegenteil. Das ist das Gegenteil von strömender Kraft und Stärkung. Das ist Schwächung mit therapeutischem Siegel.

Das Problem – so sehe ich das, das ist meine Erfahrung und wird mir von schlauen Menschen berichtet – ist, dass Therapie mit wenigen Ausnahmen im Kopf passiert, Erektionsprobleme aber ein Körperproblem sind. Die Therapien sprechen die falsche Ebene an. Die tief liegende Ursache der Impotenz ist ja, dass das Verhältnis zwischen Körper und Kopf gestört ist, der Mann ist zu sehr im Kopf und da geht man zu einer Therapie und will Hilfe und, ja, man will es wieder mit dem Kopf lösen, kommt noch mehr in Gedanken und abstrakte Gefühle.

Aber es ist ein Körperproblem! Wenn also eine Therapie händisch, körperlich wird, dann, ja dann ist es unverdächtig und aus der richtigen Richtung. Aber bitte nicht noch mehr in den Kopf, in den Körper muss man dafür.

Klassische Therapie zielt immer auf den Kopf, benutzt Gespräche und Gedanken und Bewusstsein. Das kann sinnvoll sein hier und da, etwas bewegen und bewusst machen bestimmt, aber das Problem aufblasen und verfestigen kann es auch.

Unter diesen Bedingungen kann ich das Unterfangen „Therapie und professionelle Hilfe" nur unterstützen für unser Projekt Impotenz.

Das festigt sie und hilft beim Weg bergab, liegt doch jetzt amtlich eine Problemlage vor. Da kann man sich wohlfühlen und auch neue Methoden und Ideen zu gefühlter Impotenz kennenlernen von Experten und anderen.

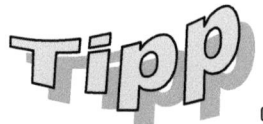 Therapiehopping. Wechsle die Therapie wieder und wieder, bis sie etwas bringt. So wird nach und nach genau untersucht und intensiv betrachtet, wie schwer du dich tust und wie destruktiv deinen Mechanismen sind. Hier kannst du lernen. Nicht nur der Masochist findet das gut.

Überweise die Verantwortung an einen Therapeuten, ach was, an einen, wieso?

Kennst du diese Leute, die ein Selbstfindungsseminar nach dem anderen Besuchen? Auf jedem Seminar finden sie etwas Neues, aber nichts ändert sich. Ja, oder, kennst du? Jeder hat so jemanden im Bekanntenkreis. Genau so, machst du das ab jetzt auch. Das löst alles, nur nicht dein Problem.

Wichtig! Ausdrücklich weise ich an dieser Stelle darauf hin, sollte es die Themen Depression, Missbrauch oder andere schwer Indikationen berühren, dann ist professionelle therapeutische Hilfe dringendst anzuraten. Dafür ist das mehr als sinnvoll und gut. Dann geht es aber auch nicht um die Impotenz, sondern um ein anderes Problem.

Missbrauch

Bei diesem Thema lasse ich alle Ironie weg, denn hierher gehört sie nicht.
Jetzt kommt ein Erstens, Zweitens, Drittens, Viertens und eines ist schlimmer als das andere.

Erstens ist den wenigsten klar, dass auch Männer missbraucht werden können. Bei Frauen und Mädchen liegt es nahe und man hört ständig davon, bei Männern und Jungs fragt man sich, wie soll das technisch funktionieren? Es funktioniert und es wirkt und es ist viel häufiger bei Jungs und Männern, als man denkt. Es ist, wider der öffentlichen Wahrnehmung, nicht exotisch oder selten. Es gibt ernstzunehmenden Untersuchungen, dass Missbrauch bei Jungs genauso häufig geschieht wie bei Mädchen.

Zweitens kann Missbrauch physisch und/oder psychisch sein. Beides wirkt zersetzend und das eine ist nicht weniger als das andere, es ist nur anders. Natürlich kann es beides und in Kombination gegeben haben, langanhaltend oder unterschwellig. Und einbilden kann man es sich auch, aber auch das ist dann nicht lächerlich, sondern Ausdruck von etwas anderem, ebenfalls Schlimmen.

Drittens kann Missbrauch bei Kindern in zwei Richtungen wirken. Das ist den wenigsten klar.
Missbrauch bedeutet, dass etwas falsch gebraucht/benutzt/eingesetzt wird. Wenn etwas mit dem Kind sexuell gemacht wird, ein Übergriff, ob psychisch oder physisch, dann ist eingängig, dass das falsch ist. Da passiert etwas, da wird etwas gefordert, gemacht, getan mit und an dem Kind, was nicht sein darf.

Es gibt aber auch das Umgekehrte: **Etwas darf nicht sein**, wird abgetan, unterdrückt und negiert, **was aber da ist**. Das klingt wie nix, ist aber Missbrauch und wie! Es ist „miss" „brauch", ein falsches Gebrauchen von Sexualität, hier ein „Nichtgebrauchen" oder Verbieten oder nicht sein dürfen. Das wirkt und zerstört, vernichtet den sexuellen Selbstwert, das „sein dürfen" von Jungen und Mädchen, später Mann und Frau. Zum Beispiel ein erigiertes Glied, was nicht erigiert sein soll oder darf, oder dass da überhaupt so ein „Schwänzchen" ist, was soll das da?

Man braucht kein Studium, um zu verstehen, wie verheerend das für die Potenz eines späteren Mannes sein kann. Ich erwarte, dass an dieser Stelle kein Leser müde grinst oder lächelt. Das ist nicht witzig! Wenn das Kind an und um seine Geschlechtlichkeit erfahren hat, dass das schlecht ist, nicht sein darf, unterdrückt werden muss, soll, eine Erektion ein Frevel oder Beleidigung für Andere ist oder welche Form auch immer der Missbrauch hatte, dann wirkt das. Nur weil das nicht so brutal und überschreitend aussieht, wie andere Missbräuche, ist das nicht weniger schlimm. Männer und Jungs, die das erfahren haben, schlagen sich das ganze Leben lang damit herum. Sie leiden jeden Tag und ist es früh passiert, ist es kaum zu löschen oder zu reparieren.

Viertens erinnert man sich nicht.[43] Die Seele schützt sich selbst und in den meisten Fällen erinnert man sich an den Missbrauch nicht. Es wird verdrängt, verdeckt oder modifiziert in der Erinnerung. Das ist manchmal gar nicht so schlecht. Muss man nicht alles wissen, auch nicht über sich.

Aber natürlich wirkt es, denn es ist da. Im Unterbewusstsein fuchteln die Erfahrungen herum, wenn sie nicht vielleicht sogar bestimmend sind.

Wenn man als Mann nachhaltige Störungen im Umgang mit Sexualität und Frauen und Erektionen hat, die niemand versteht, dann darf man einmal die Frage stellen, war da was? Man wird nicht sofort und ganz bestimmt keine klare Antwort erhalten. Natürlich gehören diese Fragen in den professionellen Bereich.

Aber es gibt das und es gibt Hilfe, sehr gute Hilfe dafür, das muss erwähnt werden und deshalb schreibe ich das hier.

Was kann die Frau tun?

Was können Frauen tun? Was kann der Beitrag der Frau zur Impotenz des Mannes sein?
Frauen tun sich etwas schwer mit der Vorstellung der Erektion und mit der Bedeutung für den Mann sowieso.

Ich behaupte, jeder Vergleich hinkt. So wie Männer es sich nicht vorstellen können Kinder zu bekommen, so kann die Frau sich Erektion nicht vorstellen. Nicht, dass ich das jetzt gleichstellen will, es ist nur der Hinweis, dass einige Dinge nicht vermittelbar sind.

Das ist aber nicht der einzige Unterschied zwischen Männern und Frauen, es gibt da noch viel mehr. Entscheidend für das Thema Sex ist:
Männer gehen aktiv in den Sex und seine Anbahnung hinein, Frauen nehmen entgegen. Natürlich kann man tauschen, tauscht die Rollen auch sehr oft, aber Mann aktiv, Frau passiv, ist das Grundprinzip. Jetzt meckert nicht, das wäre Thema für ein anderes Buch.
Wenn der Mann nicht AKTIV WIRD, genauer WERDEN KANN, wird er unattraktiv. Genau dieses „aktiv werden" wird er vermeiden, wenn er das Ende, Orgasmus und Erektion nicht kann. Anders formuliert: Ist ihm Erektion nicht möglich, wird (wahrscheinlich) sein Mannsein gestört und er verhält sich anders. Das kann die Frau nutzen. Das ist ein Schwachpunkt, an dem sie angreifen kann, um den Mann noch weiter zu schwächen. Ich zeige gleich, wie das geht, obwohl bereits viele Frauen ausgezeichnet darin sind. Es geht hier nur um Prinzip und Vollständigkeit.

Noch ein Unterschied zwischen Mann und Frau ist, dass man die Erregung sehen kann. Wenn er nicht steht, scheint die Lage klar: Er ist nicht erregt. Es stimmt zwar nicht, aber es gilt als Beweis.

Keine Erektion bedeutet auch, er kann keine Lust erzeugen, weder für sich noch bei der Frau, da das erigierte Glied Freudenspender ist. Zumindest entsteht eine Bringschuld, und der Vorwurf, dass er es als Mann nicht bringt, liegt ganz nah.

Und! Und! Und! Wenn er nicht funktioniert, ist ihm der Gipfel, der Orgasmus verwehrt. Männer sind viel mehr als Frauen auf den Orgasmus fixiert, hormonell, organisch und psychisch hat der Orgasmus beim Mann einen höheren Stellenwert.

Das alles macht den Mann im Bett sehr verwundbar. Steht er nicht oder nicht so, wie er soll, hat die Frau leichtes Spiel. Ein paar kleine Bemerkungen von ihr und es wird übel für ihn. Hier ein paar Ideen:

Methode für die Lady 1: Konfrontativ

Die direkte Konfrontation mit seinem Versagen ist das Leichteste. Eine Frau, die die Augen verdreht oder verbal meckert und Druck aufbaut, weil sein Schwanz nicht so steht, wie sie findet, dass es sollte, funktioniert natürlich sofort und direkt.

Das wirkt und die Formulierung ist beinahe egal, Hauptsache auf die Zwölf. Frauen sind da einfallsreich, besonders der dominante Typ.

„Boh, ich erwarte schon, dass bei mir der Schwanz steht!" – das ist ein Zitat, sowas gibt es und ist mir passiert mit einer T A N T R A L E H R E R I N!

Egal ob im Bett oder danach in Gesellschaft, auf der Party oder im Wohnzimmer vor dem Fernseher, führt man ihm sein Versagen vor, dass sein Schwanz nicht ausreichend steht, füttert seinen Zweifel, so stößt man ihn weiter in geringen Selbstwert hinein. Perfekt für unser Impotenz- Projekt.

Besonders bei stark geschwächten Männern wirkt das sehr, auch weil sie vom Urteil der Frauen abhängig sind. Das tut einfach weh und die Frau kann das anderweitig nutzen. Sie kann es in Dienstleistung oder monetäre Vorteile ummünzen, da der Mann wiedergutmachen will bei der Frau. Er braucht sie für sein Ego ja.

Wenn Frauen das machen, wenn ihnen das passiert, auch wie oben in meinem Beispiel, dann ist es meist keine Absicht oder böser Wille, sondern die Frau ist aus anderen Gründen aus dem Gleichgewicht. Normalerweise. Dann haut die das aus Versehen raus. Oben zitierte Tantralehrerin kam privat nicht klar. Schwamm drüber, ist Jahre her.

Es ist oft ein Versehen der Frau. Aber nicht nur.

Wer lernen will, wie Frau so etwas gezielt und bewusst macht, dem kann ich eine Reise nach Russland empfehlen. Russinnen sind Meister darin direkt und konfrontativ mit der Methode „auf die zwölf" Vorteile für sich zu generieren. Ich kann es beurteilen, ich habe drei Jahre in Russland gelebt.

Sie schneiden dir den Schwanz ab, durch Konfrontation. Sie lachen dich aus, grinsen breit und greifen dem Potenteren in den Schritt und gehen mit ihm. Fertig, Ende der Diskussion. Das wirkt ziemlich gut.

Der große Nachteil der Methode „direkt und konfrontativ" ist, dass der Mann, ist da ein Rest an Kraft und Widerstand in ihm vorhanden, in die Opposition geht und sich wehrt. Er empört sich über den offenen Angriff der Frau, die Beleidigung und Demütigung und geht in die Gegenwehr. Damit bekommt er Kontakt zu seiner Wut, was wiederum sehr potenzsteigernd ist.
Für unser Projekt „Impotenz komplett" gar nicht gut. Das gilt es zu verhindern. Empörung ist nicht gut, langsames Siechtum und Selbsterniedrigung des Mannes ist der Königsweg für Impotenz. Daher ist subtile Demontage durch die Frau – die nächste Methode – besser geeignet für den noch nicht total desolaten Mann. Es sei denn, die Leserin ist Russin und kann, was sie kann.[44]

Methode für die Lady 2: Subtil kann viel

Subtil ist das Heimspiel der Frau, ja, das können sie, da sind sie ausgebildet für und ich brauche es ihnen hier nicht vormachen. Das können sie besser als ich. Nur für die männlichen Leser, die Legastheniker der Frauenkunde hier ein paar Situationszitate, die zeigen, wie das aussieht. Stellt euch einfach vor, ihr liegt im Bett und es hat nicht geklappt, kennt ihr ja:

„War das jetzt blöd für dich?" „Nein, nein, macht nichts", spricht sie und lächelt und dann lässt sie das Lächeln auf diese spezielle Art verschwinden, langsam, traurig weich. Wunderbar. Voll hinein ins Unterbewusstsein. Auch die tumbste Tröte (gemeint ist der Mann) spürt das unterbewusst. Es wirkt.

„Sorry, manchmal klappt es einfach nicht", spricht er selbstbewusst. Sie zuckt mit der Schulter und lächelt süffisant. „Macht nichts", flötet sie und streicht mit der Hand über seine Brust. Er schaut sie an und sie spitzt den Mund. Ist doch alles gut, oder nicht, zwinkert sie und hebt eine Augenbraue dazu.

Das wäre eher der Sprech dominanter Frauen im rücksichtsvollen Modus. Bei der devoten Frau könnte es wie folgt klingen. (Devot klingt immer so harmlos, devot kann absolut brutal, nicht täuschen lassen.)

„Ach, nächstes Mal", spricht sie schüchtern traurig sinnend, winkt ab und zwinkert ihm zu mit dieser Spur Zögern, die den Unterschied macht.

„Du, ich finde das auch so ganz schön", erklärt sie und lächelt traurig.

Auch außerhalb des Bettes, so danach oder vor dem nächsten Mal gibt es zahllose Gelegenheiten für kleine Spitzen und zersetzende Schläge der Frau.

Aufmunternde hoffnungsvolle Blicke können zersetzend hoffnungslos sein, bewegt sich die Situation Richtung Sex und wird der Mann in Frage gestellt. Skepsis im Blick, Belustigung, gelangweilt ... es gibt so viele Möglichkeiten.

Der Frau kann ich nur raten: versuche dein Glück. Männer sind hochsensibel in allen Fragen, die ihren Selbstwert tangieren. Sind sie sonst tumb und taub und merkbefreit, fein und allerfeinst sind ihre Antennen eingestellt, geht es um ihren Selbstwert und ihre Männlichkeit. Nichts ist ihm wichtiger, als was die Frau, die ihm wichtig ist, über ihn denkt. (Das ist ja des Mannes Fehler, aber egal, in einem anderen Buch mehr davon) – Sei dir sicher: Alles, was unaufrichtig ist, klingt früher oder später falsch und zersetzt seinen Selbstwert. Du musst es nur wiederholen und ein wenig changieren. Falsch sein kannst du doch, oder? Du bist doch Frau.[45]

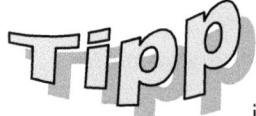 Mische die Wahrheit mit Lüge. Behaupte es sei kein Problem und zeige mit Mimik, es gehe dir schlecht mit dem schlaffen Schwanz und umgekehrt. Leide mit und wälze das Leiden ab auf ihn. Inkohärente Botschaften, Widersprüche. Du erinnerst dich, der Workshop Manipulation, erstes Halbjahr.

Das verunsichert ihn und da die angeschlagene Männerseele alles Negative aufnimmt wie ein Schwamm, saugt sie sich voll und begreift, was für ein Schlappschwanz er ist.

Methode für die Lady 3: Dicke Schwänze

Erzähle von dicken, prächtigen Schwänzen und wie du das magst.

Es ist primitiv, aber es funktioniert. Aus irgendeinem Grund ist Potenz mit der Größe des Schwanzes assoziiert. Automatisch wird davon ausgegangen, dass große Schwänze mehr befriedigen als kleine.

Ich nenne das das David–Goliath-Prinzip. Alle bestehen offiziell darauf, dass der kleine David gewinnen wird, aber die Wette schließen sie auf Goliath ab, da offensichtlich ist, dass er im Vorteil ist. Stimmt ja auch, fast immer gewinnt Goliath.

Dicker Schwanz gleich Potenz. Kein Mann bekommt das aus dem Kopf und so ist dies der perfekte Hebel der Frau ganz indirekt und subversiv des Mannes Selbstwert anzugreifen, denn: Seiner ist, wie er ist. Umfang, Länge, Hubraum ist gottgegeben, er kann nichts ändern dran. Voll gut und gemein.

Streue es in Unterhaltungen ein, erinnere dich beiläufig und sehnlich seufzend an einen Ex mit Riesenschwanz. Weise beim Pornoschauen auf die Prachtstücke der Darsteller hin. Ach, du kannst das besser als ich und findest den richtigen Ton.

Mit jedem Satz schiebst und drückst du an seiner Erektion, aber nicht im positiven Sinn. Er ist so machtlos, wunderbar.

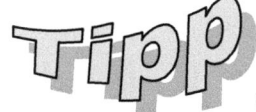 Körpersprache. Strecke dich, kommt die Sprache auf ein großes Genital oder jemanden der konnte ohne Ende. Strecke deine Körper und lächle sinnend dazu, als seiest du in Erinnerung. Glaube mir, es wirkt verheerend. Du bist längst seine Ex, Jahre später erinnert er, das vergisst er nicht und kann nichts dagegen tun, denn es war ja nicht so gemeint von dir, oder doch?

Methode für die Lady 4: Dein Sohnemann

Lasse Anspielungen auf sein Genital aus und dringe direkt zum Gegner vor: des Mannes Selbstwert. Den musst du packen und verkleinern. Das wirkt unmittelbar auf die Potenz.

Versuche es nicht mit Kampf, das aktiviert seine Energie. Wähle die Waffe der Frau, das Gift. Du musst ihn lähmen. Und was lähmt den Mann besser als alles andere auf der Welt? Was knockt ihn aus? Wo kann er sich nicht wehren? Genau, Mutter. Allein dieses Wort ...
Ändere die Hierarchie und nehme die Mutterrolle ein. Mache ihn klein von Frau zu Mann. Lobe ihn, lächle gütig und tadle ihn wie einen Sohn. Schiebe ihn in die kindliche Rolle.

„Oh, das macht er so schön", spricht sie und streicht ihm durchs Haar.

„Natürlich kommst du mit zu Neumanns. Wir sind doch eingeladen!" – tadelnder Blick, gerunzelte Stirn.

„Am Grill ist er ein Meister. Ach Schatz, zieh dir doch die Schürze an, denk an dein neues Hemd", lächelt sie überglücklich und stolz.

u.v.m.

Wahrscheinlich machst du das alles schon. In fast jeder längeren Beziehung rückt die Frau auf diesen Platz und ein klein wenig sitzt er seiner Mutter gegenüber immer und jeden Tag. Das demontiert, auch die Potenz. Irgendwann will der nicht mehr.[46]

Das funktioniert wunderbar und wirkt auf die Potenz, da es lähmend ist. Der Mann ersäuft in dem Gefühl alter Wehrlosigkeit. Sein Energiestrom wird unterbrochen und als Krönung wirkt das Inzestverbot. Mit Mutter darf man nicht.

Nimmst du also die Mutterrolle ein, bist du als Frau sexuell tabu. Auch wenn der Mann es nicht bemerkt und denkt, er sei nur lieb und nett zu dir, der Schwanz hört mit. Der weiß das ganz genau, wer da vor ihm liegt und weigert sich.

Tipp Behandele ihn wie deinen Sohn vor anderen Männern. Das wirkt besonders stark. Anders als Frauen, leben Männer in einer Welt des Wettbewerbs.[47] Männer orientieren sich daran, wie sie von anderen Männern gesehen werden. Entmannst du ihn mit kleinen Bemerkungen und Spitzen, während andere Männer anwesend sind, fühlt er sich noch schneller klein.

Tipp Du erkennst es an seinem unsicheren traurigen Blick, Entrüstung, die sofort zusammenfällt, hängende Schultern, flache Atmung. Das Brustchakra wird gestört. Alles wird ein wenig kindlich und unbeholfen. So kannst du erkennen, ob du den Richtigen Ton dabei triffst und ihn zurück in die Kindheit stürzt. So unterstützt Frau den Mann maximal bei seinem Projekt, wenn er eine Mutter-schwäche hat und wer hat das nicht.

Methode für die Lady 5: Sei die Null im Bett

Viele Frauen sind noch nie auf die Idee gekommen, wie weit Impotenz in des Mannes Verhalten reicht. Sind sie impotent, wirkt es in den Alltag hinein, besonders im Umgang mit Frauen. Schrieb ich schon. Aber es wirkt auch zurück. Wird der Umgang mit Frauen ungeschickt, so sinkt die Männlichkeit. Es ist ein Wechselspiel, da das eine das andere bestückt.

Perfekt. Da ist ein Hebel.

Du kannst dich entziehen, die Idee aussähen, dass seine Leistungen im Bett mau und daher dein Interesse lau ist. Es lohnt sich einfach nicht für dich. Das fällt meistens leicht, da der Mann in Beziehung sich oft körperlich gehen lässt. Er wird unansehnlich. Eine perfekte Begründung, warum du als Frau nicht mehr interessiert an ihm bist. Wird viel zu wenig genutzt von der Frau. Es ist gefahrlos, denn dem Mann fehlt die Energie, etwas dagegen zu unternehmen. Geknickt wie seine Männlichkeit ist, ist er von seiner Energiequelle abgeschnitten und wunderbar wehrlos.
Es muss nicht die Migräne sein. Die moderne Frau braucht solche Dinge nicht zur Verweigerung. Sage ihm einfach, wie es ist: Er bringt es nicht. Die Zeiten, dass der Mann zuschlägt, wird die Frau frech, sind lange vorbei, Gott sei Dank.
Zeige dich stark und spreche aus, dass du nicht willst mit ihm im Bett oder rudere immer vor und zurück, halte ihn hin und am Ende machst du nie, damit er sich klein und lächerlich fühlt.
Wichtig: entziehe dich nicht einfach so, mache klar, dass er die Ursache ist. Er darf nicht wütend werden, Wut ist kontraproduktiv und stimuliert. Nehme ihm den Wind aus den Segeln, weil es dir einfach nicht gefällt mit ihm.

Lache über sein Begehren. Gute Idee!

Vergiss nicht: Er ist in Beziehung mit dir und die meisten Männer sind emotional angewiesen auf die Frau. Also nur Mut. Je kleiner er ist, desto weniger Gegenwehr kommt in Zukunft, keine Scheu. Kommentiere sein Begehren mit Verniedlichung. Ganz gemein. So wird er zum kleinen Jungen und das Inzestverbot wirkt, siehe oben.

Tipp

Sei gelangweilt und teilnahmslos beim Sex. Mache deinen Job wie ein Frondienst, unwillig und lau oder mit abwesendem Lächeln. Das demotiviert ungemein, besonders wenn sich die Frau nicht wehrt. Tipp im Tipp: Unbedingt darauf achten, dass seine Augen nicht leuchten dabei, und etwa seine Begeisterung wächst. Einige Männer, stehen darauf, wenn die Frau leidet im Bett.

Absolut Top: Wenn er gekommen ist, aufspringen und Duschen und im Nachhinein gut gelaunt sein. Fällt dir ja leicht. Das fade Gerammel ist überstanden und jetzt bist du voller Tatendrang. Jetzt ist dir ja wieder leicht, es ist ja vorbei.

Wie? Du bist Mann und findest meine Ratschläge an die Frau nicht fair? Das sei nicht gerecht gegenüber dem Mann? Lachhaft. Gehe doch nicht drauf ein und jage sie zum Teufel, wenn sie es macht. Unwahrscheinlich, ich weiß.

Die großen drei:

Jetzt komme ich zu drei Königswegen hinein in die Impotenz. Sie sind hervorragend geeignet den Weg zu bereiten, dass gar nichts mehr geht oder immer weniger.
Wie verwirre ich den Körper und Geist eines Mannes maximal? Ich belohne ihn an der falschen Stelle, überreize ihn, führe ihm vor Augen, was es alles geben könnte, aber für ihn unerreichbar ist; ich suggeriere ihm Trugbilder. So kommt er durcheinander und verliert den Überblick, was er kann und was nicht.
Pornographie, Potenzmittel, Swingerclubs – alles harmlos, eigentlich. Es sei denn, der Rahmen stimmt nicht und dann nimmt es den Verlauf, den es eigentlich nicht nehmen soll und zerstört die Potenz. Alle drei sind perfekt, perfekt zerstörerisch potentiell.
Das sollte ja alles ursprünglich aufbauen und helfen, aber das Gegenteil tritt ein. **Wenn die Psyche unbedingt eine Verringerung des Selbstwertgefühls erreichen will, dann gelingt ihr das auch und hier sowieso.**

„Die großen drei!" Sie unterscheiden sich von den bisherigen Methoden, da sie größer und mächtiger sind. Und auch anders. Das sind nicht irgendwelche Gedanken oder Gefühle, sondern konkrete komplexe Handlungen. Das muss man planen.
Daher – so nehme ich an – ist die Wirkung stärker und größer. Schauen wir hin, fangen wir mit dem am weitesten verbreiteten an:

Methode 30: Pornografie sticht

Jetzt kommts: Ich weiß, einige haben dieses Büchlein nur wegen dieses Kapitels gekauft, denn es ist so geil, aber ...
Zu Pornos onanieren, macht einfach Spaß. Auch gerne etwas mehr und etwas viel. Aber wehe, denn der Dauerpornokonsument (Dapoko) ahnt, da ist ein Haken dran.

Pornos

Pornos machen impotent – schon ab drei Stunden täglich.

Was wie ein Witz klingt, ist die Realität. Natürlich ist Pornosgucken nicht schädlich, außer man macht es ständig und stundenlang.
Ihr lacht. Stundenlang das gibt es doch nicht, denkt ihr. Die Serverprotokolle der Pornoanbieter sprechen eine andere Sprache.

Dreißig Prozent der durch das Internet fließenden Daten sind pornografische Inhalte. Dreißig Prozent! Da sind die Daten von Filmen und Musik mit eingerechnet! Dreißig Prozent! Das kann kein Hobby einiger weniger verschrobener Gestalten sein.
Und es passiert nachts und die User sind stundenlang eingeloggt. Die schlafen ja nicht alle ein vor dem Bildschirm oder nutzen die Filmchen für die Recherche einer Hausarbeit.
Für jemanden, der Pornos nur hin und wieder nutzt, klingt das absurd und unglaublich, denn in ihrer Vorstellung ist Pornokonsum doch nach fünf Minuten erledigt. Dann liegt das Ergebnis in der Hand, wortwörtlich, oder nicht?
Nein, Irrtum. Viele nutzen es stundenlang.

Bitte bildlich vorstellen, denn das wird gleich wichtig: *Da sitzt der Mann vor dem Rechner, eine Hand an der Maus, mit der anderen den Schwanz in der Hand und klickt Filmchen für Filmchen, saugt sich durch das ganze Netz. Stundenlang und immer wieder onaniert er. Bestimmt gibt es da verschiedene Typen. Einige halten einen Schwebezustand, andere wiederholen, gefangen in einer Endlosschleife aus Erregung und Ejakulation.*

Stundenlang onanieren macht sehr wohl impotent und keiner kann das schöner erklären als Björn Thorsten Leimbach. An dieser Stelle möchte ich für jemanden, der sich für dieses Problem interessiert ausdrücklich auf sein Buch verweisen „Internet Porno: die neue Sexsucht".[48] Es ist ein Geheimtipp. Er hat verdächtig recht mit seiner Botschaft und ich zitiere ihn hier beinah, wenn ich auch an der Oberfläche bleibe dabei.

Ausufernder Pornokonsum ist hervorragender Weg in die Impotenz, denn es wirkt von mehreren Seiten zugleich:

1. Reizüberflutung – dass Pornos nicht realistisch sind, ist klar. Dass es zu viel an Reiz ist, eigentlich auch. Es funktioniert ganz einfach: Da sieht man etwas, das ist geil und macht glücklich. Dopamin wird ausgeschüttet, ein Glückshormon. Der Körper gewöhnt sich daran und will mehr. Also mehr Reiz braucht es und mehr dieses Reizes ist im Internet kein Problem, er ist unbegrenzt verfügbar und es geht immer noch mehr. Stundenlang. Immer höher dreht sich die Spirale und kein Wunder ist dann, findet man sich in der Realität, reicht der Reiz hinten und vorne nicht und ist fade. Der Schwanz steht nicht, denn das bisschen nackte reale Frau da auf der Matratze – so kommt es ihm vor – reicht nicht aus.

2. falsche Vorbilder – der Mann ist ein visuelles Wesen. Die optische Information hat Vorrang vor allen anderen und alles ist relativ. Seine Meinungen, was gefällt, seine Maßstäbe verändern sich, werden vom Umfeld geprägt. Sitzt er stundenlang vor Pornos, verschiebt sich das Muster, was gefällt und reizt. Die Muster werden extrem und immer extremer. Nicht nur, weil er mehr Reiz braucht, nicht nur die Quantität, auch die Qualität verändert sich. Übersexualisierte Frauen werden ersehnt.

Riesige Schwänze werden aus verzerrten Perspektiven gezeigt und das eigene Genital erscheint winzigklein. Außerdem können die alle (scheinbar, je nach Schnitt) stundenlang, das frustriert. Auch wenn man weiß, wie unwirklich Pornos sind, es wirkt. Ganz zu schweigen von dem Plot der Drehs. Hier wird gelernt, genauer: verlernt, wie es mit der Frau richtig gut geht. Am Ende schrumpft der Selbstwert, denn weder ist irgendein Mann so ausgestattet, noch kann er irgendwas davon, noch sind dieses Frauenmodelle in seiner Reichweite. Nichts davon ist so schön in der Realität. Der Sprung, der Gedanke in der Phantasiewelt der Pornographie zu bleiben liegt verlockend nah.

Vorsicht Falle!!

3. Fehlprogrammierung – der Mann sitzt vor dem Rechner, glotzt und hält seinen Schwanz in der Hand. Er nimmt die Information über die Augen auf und gibt Ejakulat unten ab.
Vereinfacht bedeutet das den Reaktionsweg: Augen - Hirn - Schwanz. Das ist sehr simpel und wird der Realität von Sex nicht gerecht. Sex ist – so berichten Menschen aus der Vorpornoära in alten Mythen und Gedichten – viel mehr. Sex erfordert viel mehr. Da muss der Mann agieren, handeln, er muss fühlen auf der Haut und mit allen Sinnen. Er muss sich bewegen.
Er muss – ganz wichtig – atmen. Der Atem wird zerstört sitzend vor dem Bildschirm und das sexuelle Empfinden auf das Erleben am Schwanz reduziert. Sex ist aber viel mehr als „am Schwanz". Es dauert nicht lange, ein paar Wochen Pornokonsum, da lenkt dich alles was nicht am Schwanz passiert nur ab von deiner Erektion. Alle Schaltungen werden verändert und umverlegt. Deine Lust funktioniert anders und wird anders erzeugt und verarbeitet. Das „Normale" funktioniert nicht mehr.

Wichtig!

Für diejenigen, die das nicht glauben oder glauben wollen, hier ein Eigenbericht. Es ist ein wenig lustig, da der Effekt so offensichtlich ist:

Ich bin Schriftsteller und schreibe Krimis und erotische Literatur. Viele Stunden am Tag und wochenlang sitze ich vor dem Rechner und schreibe hocherotischen Kram. So ein Buch hat viele Seiten, sehr, sehr viel Zeit verstreicht hocherotisiert.

Natürlich wirkt das. Es wirkt sogar sehr, denn tief tauche ich in die Phantasien ein. Ich will nicht behaupten, dass ich meine Texte einhändig tippen muss, aber über weite Strecken sitze ich sexuell hochmotiviert an der Tastatur.

Etwa ab dem Verfassen des vierten Kapitels eines Sex-Romanes bekomme ich sofort eine Erektion, setze ich mich an den Bildschirm, egal wofür. Auch beim Onlinebanking oder dem Download des Sperrmüllkalenders sitze ich mit steifem Schwanz, es ist konditioniert und sofort da.

Bin ich in einer anderen Phase, schreibe ich einen Krimi, ist das nicht. Dann ist alles normal und die konditionierte Erregung weicht nach ein bis zwei Wochen zurück, wenn die erotische Schreiberei beendet ist.

Das gilt nicht nur für vor dem Bildschirm, das gilt dann auch im Bett. Es fällt viel schwerer, eine Erregung gemeinsam mit der Frau aufzubauen, hat man die letzten Wochen stundenlang die heißesten Sexszenen erdacht und hin und wieder – von neun bis fünf – seinen Schniedel angefasst. Erregung baucht Entspannung, also Phasen ohne Erregung.

Ich habe das am Anfang nicht verstanden und dachte, ich sei kaputt. Jetzt ist es so weit, achtundvierzig Jahre alt und es ist vorbei, war mein Gedanke und Gefühl. Ein perfektes Einfallstor für erektionslosigkeit vor der Frau. Die Sexualität wurde vor den Bildschirm verlegt. Da geht es ja wenigstens noch, und zwar immer, wenn ich will, und so schließt sich der Kreis. Immer mehr vor dem Bildschirm sitze ich und es wird es immer unmöglicher mit der realen Frau. Schade eigentlich.

Faszinierend daran ist, dass der Dapoko (Dauerpornokonsument) das eigentlich weiß.

Aus einer Expertenrunde in einem Swingerclub nach einer sagenhaften Nacht mit benebelnd viel Tequila kann ich berichten. Das Getränk und vertraute Umfeld lud zu Geständnissen über dieses Thema ein. Ich war gemein und hatte es forciert, wollte wissen, wie sie das mit den Pornos so machen. Ergebnis: Ein paar Tage vor einem Date oder einem Clubbesuch stellen sie das Onanieren ein. Die unterlassen das ganz gezielt, damit sie können. Die haben sich nicht abgesprochen, haben diese Methode parallel geheim entwickelt.

Und weiter wussten sie, dass ihr Pornokonsum die Maßstäbe verschiebt und sie nicht mehr so gut können und auf eine merkwürdige Art abgestumpft werden.

Trotzdem geil ist das mit den Pornos und bis Dienstag können sie das machen, haben sie sich ausgerechnet. Es ist ein Erfahrungswert. Wenn sie ab Mittwoch den Rechner nicht anfassen, klappt es Samstag im Club einigermaßen beim Gangbang, der in der Realität fast so schön ist wie im Film.

Sie wissen es also, lassen es aber nicht sein, oder wenn nur kurz und nehmen das Pornographieren wieder auf.

Es wird als Porno-Sucht bezeichnet und offensichtlich gibt es einen hormonellen Hintergrund. Wie oben beschrieben, ist Körper, Wünsche und Geist durcheinandergeraten und kommt mit der Realität nicht mehr klar. Es reicht nicht mehr für den Ständer vor der Frau im entscheidenden Moment.

Sehr frustrierend ist das und perfekt für unser Impotenz-Konzept. Wenn du also impotent werden willst, empfehle ich dir als nächsten Schritt einen Glasfaseranschluss für besonders schnelles Internet.[49]

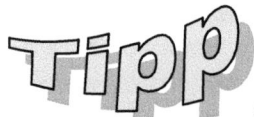

Üben. Hier kannst du üben. Übe im Internet und hole dir Motivation und Vorlagen für den normalen Sex. Hier kannst du lernen, wie es richtig gut mit der Frau und für die Frau funktioniert.

Hart ist gut. Wenn dein Schwanz nicht mehr stehen will, da du vier Stunden am Stück onaniert hast, packe fester zu. Wechsle nicht die Hand, Tennisarm hin oder her, wenn es immer die gleiche Bewegung ist, prägt und verstärkt es den Impuls. Schmerzt der Schwanz noch Stunden danach und ist taub, keine Angst, denn nach zwei Tagen heilt das folgenlos aus und alles funktioniert, greifst du nur wieder fest genug zu.

Methode 31: Viaga und Co. – ohne geht nicht

„Sabine von Kamagra schreibt ..." Wer kennt die nicht diese Mails, gerne mehrfach täglich, immer Spam.
Kamagra, Cialis, Viagra und wie sie alle heißen. *Potenzmittel versprechen den chemischen Weg, die chemische Lösung. Letztlich ist es ja sowieso alles Chemie im Körper. Letztlich ist ja die Chemie auch schuld, dass bei dir irgendetwas nicht funktioniert, oder nicht? Da kann man ja auch ein wenig nachhelfen. Eigentlich ist es gar kein Nachhelfen, da wird ja nur etwas ergänzt, was fehlt. Noch zwei Gedankengänge in diese Richtung und alles ist natürlich.*

So oder so ähnlich wandern die Gedanken und man nähert sich der chemischen Lösung, die eine sein kann, nur leider nur kann.

Nix für ungut. Potenzmittel sind ein Segen! Wirklich jetzt, ohne Ironie. Vielen impotenten Männern hilft das, besonders jenen, die Probleme mit dem Gewebe und der Durchblutung haben.

An dieser Stelle für die Zaungäste und die Uninformierten, damit sie keinen falschen Eindruck bekommen: Viagra, Cialis, Kamagra und Co. erschaffen keine Lust! Die machen nicht geil. Die Lust muss der Mann schon

Für die Frau interessant

selber haben und erzeugen. Die Mittel produzieren auch keine Erektion. Sie stellen die Verbindung her, indem sie hemmen, was die Erektion hemmt. Da werden Nachrichtenwege ermöglicht, beziehungsweise zeitweise unterbrochen.
Natürlich sind die Mittel nur auf Rezept zu erhalten. Ich habe noch nie von jemandem gehört, der sie auf dem Schwarzmarkt oder aus dem Internet bezogen hat – hüstel. An dieser Stelle die Mahnung: Die Nebenwirkungen sind nicht ohne. Das ist keine Brause!

Aber wichtig für die Frau: Wenn er ein Mittel nimmt, macht ihn das nicht scharf auf dich. Das ist er schon vorher. Das Mittel ermöglicht nur, dass der Schwanz reagiert, wenn es gut läuft. Nimm es als Kompliment. Er will nur besonders sehr und schreitet zur Tat, heißt hier Pille. Warum nicht? Ich finde das okay. Das kann man machen.

Es hilft. Potenzmittel wirken und ermöglichen ungeahnte Erektion. Auch auf Sexpartys ist es ein wichtiges Tool und wird eifrig eingesetzt, denn es erhöht den Spaßfaktor und vor allem die Dauer. Richtig angewandt steht der Schwanz stundenlang. Auch wird es gerne benutzt, um die erektionshemmende Wirkung anderer bei Partygängern beliebter psychogener Substanzen zu kompensieren.
Kurzum, in bestimmten Kreisen sind die Pillen und Gels wichtig, perfekt und beinahe unverzichtbar für den impotenten Mann oder Partygänger von Welt.
Aber Potenzmittel sind auch perfekt geeignet Impotenz zu induzieren und zu verstärken. Sie sind sogar ein Königsweg und führen gerne in eine gefühlte Abhängigkeit.

Ich schreibe jetzt einmal einen typischen Verlauf, den ich mit „Betroffenen" ausgearbeitet habe. So läuft das ab, oder so ungefähr:

Kleine Schwäche – *da ist eine kleine Schwäche. Nur gelegentlich. Es funktioniert nicht gut genug. Manchmal schwächelt dein Schwanz, wenn er das nach deiner Meinung nicht tun soll. Da ist so eine Substanz eine gute Idee und du probierst es aus.*
Etwa nach einer halben Stunde setzt die Wirkung ein. Dir wird heiß und dein Schwanz steht ganz von selbst. Ein irres Gefühl. Das ist gut, richtig gut! Dabei hast du nur eine halbe Tablette genommen, denn dir war das Zeug ein wenig suspekt.
Der Sex ist irre gut und du bist - Achtung, wichtig! – wie befreit. Völlig sorgenlos kannst du ficken, denn dein Schwanz funktioniert wie eine Eins.

Vielleicht hast du dich bis jetzt impotent oder mangelhaft gefühlt. Geschichte ist das, das war einmal. Das ist die Lösung, total einfach und kein Problem, denn:

Vorübergehend *Du machst das nur vorübergehend – natürlich hast du darüber gelesen. Im Internet ist alles an Information darüber verfügbar. Als Überbrückung, um deinen Selbstwert wieder aufzubauen, dir zu beweisen, dass dein Schwanz überhaupt stehen kann, ist das Mittel ideal. Und stimmt: Du fühlst dich großartig, von deiner Last befreit. Also machst du es wieder und nimmst es vorübergehend, ist ja klar. Aber jetzt hast du es ...*

immer dabei *– genau, ab jetzt hast du es immer in der Tasche, denn du weißt ja nie. Oder im Nachttisch oder versteckt im Haus irgendwo liegt es herum, bist du sexuell eher der häusliche Typ. Das ist ein gutes Gefühl. Omnipräsent verfügbar nimmst du es vorab, wenn der Sex auf dich zukommt oder gleich bestimmt passieren wird. Dann zögerst du die Situation so heraus und stellst alles darauf ein. Vorspiel und Paarung richtet sich nach und nach aus nach der Wirkungszeit der Chemie. Und die wirkt, denn ...*

du kannst total viel *– das ist faszinierend. So viel konnte dein Schwanz noch nie. Du kannst stundenlang und völlig frei. All die Gedanken, die dir sonst den Schwanz so beschwert haben, die dich beschäftigt und abgelenkt haben, sie sind alle weg, denn es funktioniert schier unbegrenzt.*

Was dir nicht auffällt, ist – ein kleiner Einschub – dass Wirkung und Dosis nicht zusammenpassen. Eine halbe Dosis nimmst du nur, aber dein Schwanz ist völlig enthemmt. Lösung dieses Missverhältnisses: Es ist nicht das Mittel, das wirkt, es ist dein Kopf. Das Mittel befreit dich aus deiner mentalen Gefangenschaft. Mir ist das zweimal passiert. Irrtümlich dachte ich – waren schräge Abende, zugegeben – ich hätte das Mittel genommen, hatte ich aber nicht und völlig frei wähnte ich mich und alles ging schier unbegrenzt. Erst am nächsten Tag stellte ich fest, dass es eine Fehlannahme war, denn die Tabletten waren noch da. Es ist ein Placeboeffekt.

Lässt du es aber weg, bewusst und wissentlich,

funktioniert es nicht mehr so gut –, *denn dein Kopf setzt wieder ein und denkt und zweifelt an dir. Er weiß ja, dass du es nicht genommen hast und Feuer frei für Zweifel und Hadern. Natürlich fehlen auch die paar Prozent Unterstützung durch das Mittel, aber in Wahrheit dreht sich vor und während dem Fick jeder zweite Gedanke um die Frage, ob es auch „ohne funktioniert" und damit tritt ein: Es funktioniert nicht, oder nicht so gut, weil du die ganze Zeit denkst.*

Willkommen auf dem vertrauten Weg der Impotenz. Der Gedanke **Verfestigt sich** *– ohne geht es nicht mehr. Denn zwei Effekte stellen sich ein:* **Erstens** *verlierst du den Maßstab. Du denkst stundenlanger Sex, vier fünf Mal in Folge seinen einfach und easy zu erreichen und der Standard im Bett. Und natürlich willst du das ab jetzt. Wer will denn nicht den Himmel voller Geigen, wenn es so einfach ist?* **Zweitens** *überweist du die Verantwortung für deine Erektion an die Chemie. Das ist nur zum Teil dein Körper der da funktioniert, nicht alles ist echt.*

Nicht mehr DU fickst die Frau, es ist nicht DEINE Leistung, DEINE Erektion, DEINE Kraft, sondern die von Viagra und Co. Wichtig!

Zugegeben, es fühlt sich gut an, aber gemogelt ist es. Das richtet dein Selbstwertgefühl nicht auf, sondern baut es ab, und zwar rasant.

Du kannst ohne nicht mehr. Du bist angewiesen auf Potenzmittel. Der Versuch deinen Selbstwert aufzubauen, ist nach hinten losgegangen.

Das geht so weit, dass du einem Schwanz nicht mehr traust. Selbst wenn es einmal ohne funktioniert, buchst du die Erfahrung unter „Zufall" ab, schluckst und fühlst dich klein. Das ist Demontage in Perfektion.

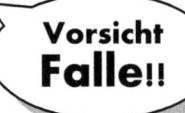

Vorsicht Falle!!

Dass du irgendwann anfängst die Dosis zu erhöhen, weil du meinst auch das zu brauchen, führe ich hier nur der Vollständigkeit an. In Wahrheit tritt mit diesen Mitteln organisch kein Gewöhnungseffekt auf. Sie sind ganz anders konstruiert.

Potenzmittel sind ideal deine Potenz zu zerstören, wenn du dich nicht potent fühlst! So segenvoll sie sein können, es ist wie mit Waffen: Sehr wirkungsvoll, aber genau deshalb in falschen Händen gefährlich. Nicht umsonst sind Viagra und Co. verschreibungspflichtig. Da muss ich jetzt einmal Spießer sein.

Kleiner Exkurs: **Es ist nie einer Frau aufgefallen**, ob ich Potenzmittel eingenommen hatte oder nicht. Wir haben das nachträglich geklärt. Der Unterschied ist nur im Kopf. Film oder Nichtfilm macht den Unterschied für dich. Natürlich unterstützen die Mittel das Blutgewebe, aber die wahre Wirkung ist im Kopf und verwirrt, denn es ist nicht echt! Es ist reiner Selbstbetrug und man kann sich nicht bewusst selbst betrügen, das kann nur das Unterbewusstsein, denn nur das kann unbewusst. Deswegen heißt das ja so.

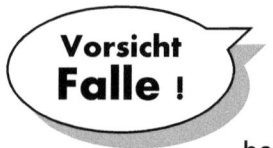

Das Wunder ist die Sorglosigkeit während des Sexes. Das ist die wahre Befreiung und jeder in meiner nichtrepräsentativen Untersuchung berichtet von dem befreienden Gefühl, nicht über seinen Schwanz nachdenken zu müssen. Es ist eine chemische Abkürzung.

Das ist doch schön. Dann machen wir das und betäuben uns. Wir tun einfach so, als seien wir potent. Das funktioniert bestimmt. Verarschen wir uns doch einfach selbst und legen die Messlatte künstlich hoch, indem Chemie in uns schwimmt, die in freier Natur unmöglich ist.

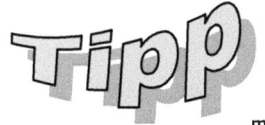

Benutze es immer. Habe dein Potenzmittel immer dabei und achte peinlich genau darauf wann du Sex haben wirst und wann nicht. Beobachte die Situation, lauere dem Sex auf. Das schafft maximale Spannung und verdirbt dir die Lust, denn Erektion und Lust erfordern Entspannung.

Erhöhe die Dosis, wenn es nicht wirkt, und mache dir klar in aller Dankbarkeit während der gesamten Kopulation mit der Frau: Ohne diese Wunderwaffe kannst du das nicht.

———————————————

Methode 32: Swingerclub und Sexparty

Also auf die Idee mit Erektionsstörung auf eine Sexparty oder unter die Swinger zu gehen muss man erst einmal kommen.

Sexpartys, Swingergruppen, Fetischfeste – Der gesunde Menschenverstand sagt einem schon, dass man mit solch einem Defizit dererlei Gruppen oder Veranstaltungen meiden sollte. Das passt nicht zusammen.

Dummerweise ist es mit dem gesunden Menschenverstand nicht so weit her und außerdem ist der Mann in Not.
Er hat ja ein Problem mit Lust, Sex und Erektion. Da ist ein Bedürfnis, das er nicht decken kann. Er will Lust und Erfüllung und davon ganz viel und es geht nicht, es soll ja nicht, der Körper macht (anscheinend) nicht mit. Also was soll er machen?

Er folgt dem Angebot, er geht dort in, wo die geilen Weiber sind. Er sucht eine Abkürzung.

Die Menschen sind verschieden, gehen unterschiedlich mit ihren Schwierigkeiten um. Die einen verstecken sich, anderen meiden und wieder andere gehen konfrontativ und direktamente in des Feindes Nest. So auch hier. Gar nicht so selten ist das. Mit nichten werden promiskuitive Veranstaltungen oder Szenen von Impotenten oder Männern mit Erektionsproblemen gemieden. Viele konfrontieren sich, natürlich auch, weil da die heißen Weiber sind. Mehr hilft viel, oder nicht?
Der Masochismus lässt grüßen. Ich weiß von einer ganzen Menagerie an Männern, die immer nur Zaungäste sind und schwanzreibend auf den Partys durch die Gänge streifen, deren Erektion aber sofort zusammenfällt, spricht eine Frau sie an.
Sie leiden an dem gleichen Problem. Viele haben die gleiche „Krankheit", die dieses Büchlein beschreibt, habe sie nur kultiviert und verleihen dem ganzen einen persönlichen Glanz.

Und so dumm ist es nicht. Bei dem Eintauchen in diese Szenen liegen Chancen und Risiken Kopf an Kopf. Es kann sein, dass der Selbstwert in neue Höhen gehoben wird und alles wird besser, sehr viel besser sogar. Aber es kann auch abwärts gehen mit dem Selbstwert und dann völlig und total.

Genug der Theorie, sehen wir uns einmal drei Beispiele an, wie so etwas aussehen kann. Alle drei sind passiert, ich war dabei, beziehungsweise betroffen, und typisch sind sie auch:

*Als ich **Jochen das erste Mal** sah, er stand mit einem Bekannten stocksteif und erschrocken im Vorraum einer Kitkat-Veranstaltung. Drei Tage nach Weihnachten stand ihm das Entsetzen im Gesicht.*

Er war der typische Fall von „mitgeschleift worden". Er wollte nicht mit auf diese Party, wo die ganze Nacht halbnackt und sehr wild getanzt und gevögelt wird, eigentlich. Dann aber doch irgendwie wollte er und man hatte ihn überzeugt und im Vorraum, dort wo sich alle umzogen, war er geschockt.

Das war dann doch zu viel. All diese Menschen, alle wild, alle gestyled, mehr Haut als Textil und besonders fehlt es den Frauen an Kleidung an ausgerechnet den Stellen, die normalerweise bedeckt werden. Das wirkt. Das kann schockieren.

Jochen sah gut aus, passte optisch auf die Party. Markantes Gesicht, gute Figur und provisorisch mit Dress ausgestattet, wäre er eigentlich nicht aufgefallen, wäre da nicht sein Verhalten gewesen. Wie ein Roboter stakste er durch die sich füllende Party und Angst und Grauen lagen in seinem Blick.

Das blieb dann auch so. Ich fand ihn wieder im Raucherhof in eine Ecke gedrückt und mit weiten Augen schaute er auf die Szenerie. Zur Erklärung muss ich hier einfügen, dass die Raucherzone auf diesen Partys der Kontakthof ist, und Kontakte entstehen dort sehr unmittelbar, händisch und sexuell offensiv.

Wir kamen ins Gespräch und mit hüpfendem Adamsapfel und zitternder Zigarette erklärte er mir, er sei hier vollkommen falsch. Das könne er nicht und niemals und alles an und in ihm sei wie versteinert. Nur sein Schwanz nicht, der wiederum nie und niemals nie und never hier zum Stehen käme, keine Chance, hier bekäme er keinen hoch. Kurzum: Jochen bestand aus Angst. Kein Wunder. Halte unter diesen Bedingungen einmal deinen Selbstwert aufrecht.

Eine halbe Stunde später hat er Dalina und Ivonne kennengelernt und noch ein paar schräge Vögel mehr und sie rauchten gemeinsam und eine weitere Stunde später grinste er schon beinahe entspannt und dann gegen Ende der Sause haben ihm Dalina und Ivonne einfach einen geblasen, so im Stehen, kurz bevor die Party ein Ende fand. Die können das ganz gut gemeinsam die beiden Mäuse und sind eingeübt. Jochens Grübchen gefielen ihnen.

Jochen gehört heute zur stehenden Truppe, meint beides: auf jeder Party ist er zu finden und kein Problem und vögelt munter und sehr sicher in der Weltgeschichte herum.

Seine Schwäche, seine Erektionsprobleme, seine Verunsicherung verlor sich hier auf den Partys. Er hat aufgetankt. Das Gegenteil von Verunsicherung trat ein. Keiner weiß warum, vielleicht ist es Zufall, Dalina und Ivonne oder irgendeine Voreinstellung hat ihn gestärkt und er konnte seinen Selbstwert aufbauen dort, auch wenn es wahrlich nicht so aussah am Anfang.

Ganz anders **der Jüngling**

Wenn man immer wieder auf die gleichen Veranstaltungen geht, kennt man nach einer Weile die Besucher ganz gut. Einige fallen auf. So auch der Jüngling.

Jung und südländisch, aber zart und scheinbar aus dunklem Alabaster gemeißelt stand er nackt mitten im Geschehen, gerne erhöht auf einem Tisch unbewegt. Er tanzte nicht mit, seine Augen sprangen nur hin und her mit braunem Blick. Ein Glas hielt er fest und das Höchste der Gefühle, war ein Lächeln oder ein verzweifelter Blick unter Rasta-Locken.

Keine Aktion, keine Erektion, kein Spiel, absolut nichts. Offensichtlich war: Er erstarrt. Ich will das nicht psychologisch zerlegen an dieser Stelle, was genau passiert bei Erstarrung.

Ich habe mich unterhalten mit ihm und er gab zu, er sei sehr gehemmt. Vieles sei nicht möglich und Erektion ein Riesenproblem und auf solch einer Veranstaltung sowieso. Trotzdem sei alles irgendwie schön.

Seine auffallende Erscheinung animierte hier und da eine Frau, gerne der Typ Antänzerin oder Gogo-Girl auf ihn zuzugehen sehr offensiv. Er wurde angetanzt, angebalzt, offensiv und primitiv. Auch gelegentlich fein und schüchtern, alles war dabei. Er hätte den Himmel haben können, dreifach pro Nacht, blond, rothaarig, brünett und schon ausgepackt.

Wenn er nicht gestorben ist, steht er noch immer starr auf irgendeinem Tisch. Es blieb so. Hier löst sich nichts auf. Weder helfen noch schaden ihm die Events. Alles bleibt für ihn, wie es ist und scheu schaut er über die Feiernden hinweg. Das ist nicht nur meine Beobachtung, das hat er mir erzählt. Noch immer kann er nur mit großen Mühen mit einer Frau, denn er kann nur unter Mühen Erektion.

(Ich habe die Figur für diese Erzählung aus verschiedenen realen Personen zusammengesetzt, damit er nicht erkennbar ist)

Und dann das **dritte Extrem**. Lang gechattet hatten sie miteinander und virtuell schon fünf Mal und ganz hart und nach allen Regeln der Kunst. Aber nur virtuell.

Sieben Mal haben sie einander auf den Partys verpasst und es war schon ein Witz, aber dann endlich war es soweit und sie standen einander gegenüber im Flur eines Swingerclubs. Endlich!

Sie megaheiß und versiert und grinsend und er wollte und wie! „Endlich, das darf ja wohl nicht wahr sein", hauchte sie und er stimmte zu und sie küssten. Es wurde wirklich Zeit, aber sowas von und ab auf die Matte. Ein schöner Club, nicht zu groß, nicht zu klein. Musik läuft, viele Leute drumherum, es wird geraucht getrunken und gelacht aber für die beiden ist genug Platz. Und nicht nur das. Es ist sogar genug Platz für drei, denn noch ein Bekannter mogelt sich hinein und sie sind zu dritt.

Und nichts geht bei ihm. Absolut nichts. So viel Wollen, aber nichts ist möglich. Keine Energie. Sein Schwanz verzweifelt

schlaff, kein Zugang, nichts, dabei ist alles da: Lust, Frau, Platz,
Gelegenheit, sogar die Kondome lagen herum. Alles blockiert.
Das Problem war neu. Auch die Situation war neu. So unter
Leuten war er nicht gewöhnt. Die Frau kannte er nur virtuell und
alles war irgendwie zu viel. Zwanzig verzweifelte Minuten mit
Schwanz in der Hand und davor und allem probiert. Ein Seufzen
und Ende. Es funktioniert einfach nicht. Rückzug und entsetzt
starrte er auf die dampfend heiße Frau. Ein anderer sprang für
ihn ein. Gott sei Dank..
Ernüchterung. Das war mehr als ein kleiner Schock. Es war
totale Konfrontation: Es funktioniert nicht. Totalausfall, obwohl
so viel Wille war. Das verunsichert. Die Schwäche ist so extrem,
tritt so unvermutet auf in dem am wenigsten erwarteten Moment.
Ein Schock kann das sein, von dem man sich lange nicht erholen
kann.
Zwei Jahre sollte es dauern, bis eine Erektion wiederkehrte und
im Swingerclub bis heute nicht. Sehr schädlich war dieses Set
„Swingerclub" für ihn, hat seine Schwäche aktiviert. Es war
genau so, ist genau so passiert, glaubt mir, ich bin Zeuge der
Mattenszene, ich war einer der drei.

In sexuell promiskuitivem Umfeld, namentlich Partys und Swingerevents lauert eine Falle auf den von Impotenz bedrohten Mann. Es sind sogar mehrere Fallen zugleich.

Er liegt mehreren Illusionen gleichzeitig auf und jede dieser Täuschungen ist exzellent darin seinen Selbstwert und damit seine zukünftige Potenz weiter zu zerstören.

Illusion 1: Die Verfügbarkeit der Frauen – Männer mit geschwächter Männlichkeit haben die Illusion mangelnder sexueller Verfügbarkeit der Frauen. Nicht alle, aber den meisten geht es so. Sie erliegen dem Irrtum, dass Frauen sexuell außerhalb ihrer Reichweite sind. Das ist eine Täuschung, im Mangel der Kindheit oder persönlichen Umfeld begründet, aber als Problem ist es für den Mann real. Weit und breit keine Frau sexuell verfügbar für ihn. So sieht er seine Lage.

Das will er kompensieren und geht dorthin, wo die heißen Weiber sind. Sexpartys. Da sind sie ja und tanzen alle nackt herum. Und fickbar sind sie auch, tun sie ja überall in den Nischen. Da muss doch endlich 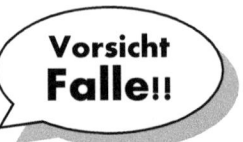 möglich sein, was sonst nirgendwo möglich war. Hier müsste doch auch er ... denkt er und denkt falsch.

Es ist eine Mehrfach-Illusion. **Erstens** sind sie nur dann willig, wenn der Mann kann. Und er kann nicht. Er kann ja nicht, das ist es doch!

Frauen haben da ein sehr feines Gespür, spüren, ob der, im Mannsein stark oder geschwächt ist. Auf so einem Event, in so einem Umfeld, ist die Auswahl für die Frau groß und sie wählt aktiv und sie wählt nicht ihn, sondern den, der (vermeidlich) kann. Ich muss nicht weiter ausführen, wie frustrierend und damit destruktiv dies für den Selbstwert sein kann.

Zweitens trügt der Schein. Erstens ist es nur zum Teil Weiblichkeit, ihre Art ist männlicher Energie und nur weil die Frauen offenkundig freizügig sind, sind sie es in der Realität noch lange nicht. Die tun nur so. Viele springen als feste Begleitung eines Mannes auf der Sause herum und simulieren nur offen und willig. In Wahrheit wollen sie das nicht, holen sich nur das Begehren der Männer für ihren Selbstwert ab. Sehr schädlich, hat man die Hoffnung, dass hier einfach Frauen zu „bekommen" sind.

Drittens können die Frauen auch nichts. Nur mit wenigen kommt man zusammen, denn dafür brauchen sie entweder Kontakt mit ihrem Selbst oder totale Ignoranz der inneren Instanzen. Meistens ist weder noch und die Frauen sind lustig, aber mehr Dekoration und immer im Rückzug – zumindest, wenn der Mann nicht die Führung übernehmen kann und genau das kann dieser Typus nicht, wenn er dererlei Illusionen hat.

Illusion 2: Die anderen können alle. Ich schrieb an anderer Stelle schon: Fatal ist der Vergleich der Potenz. Hier macht man mehrere Fehler zugleich. Tatsache ist, hier bekommt man live vorgeführt, wie gevögelt wird und da sind Männer, die können das und in jeglicher Lage, Form, Variante, Situation und Zustand. Das ist brutal mitanzusehen, wenn man nicht so sicher ist. Das erniedrigt und macht klein.

Dass es anderen ebenso geht, sieht man nicht, denn die stehen genau wie er im Schatten und am Rand. Dass auch das, was man sieht, Täuschung ist, habe ich bereits beschrieben.

Ich komprimiere: Wenn direkt vor deiner Nase dicke Schwänze im Dutzend vor dir genau die Frau penetrieren, die du begehrst, du aber nur Schwäche bei dir fühlst, ist das nicht konstruktiv. Da entstehen Bilder in deinem Kopf, die deinem Selbstwert nicht zuträglich sind. Es geht steil bergab. Wie betäubt taumelst du aus dem Raum. Das ist keine Schande übrigens, sondern ein Lernprozess.

Illusion 3: Ablenkung. Meine Beobachtung ist, dass sich die einfühlsamen, sensiblen Männer schwerer in den Biotopen Sexparty und Swingerclub tun. Sie können nicht so gut abschalten, so bunt ist die Welt und diese Lichter überall. Und wahrlich sind dort Lichter und Ablenkungen zu sehen, aber sowas von!

Es ist sehr frustrierend und ernüchternd, wenn man feststellen muss, dass man Erektion unter Menschen, in Gegenwart anderer oder zu mehreren nicht kann. Man bekommt keinen hoch, was kein Wunder ist. Es ist eine Frage der Konzentration und der Übung.

Ist der Selbstwert geschwächt, steigert sich hier eine kleine Schwäche zur Selbsterniedrigung. Man will so sehr, hat sich so sehr freie Sexualität und (insgeheim) freie Erektion erhofft, und das Gegenteil tritt ein. Die anderen können, man selber kann nicht. Da muss man gar nicht vergleichen, man hat nicht bekommen was so dringend wurde erhofft. Vernichtet und geschlagen verlässt der

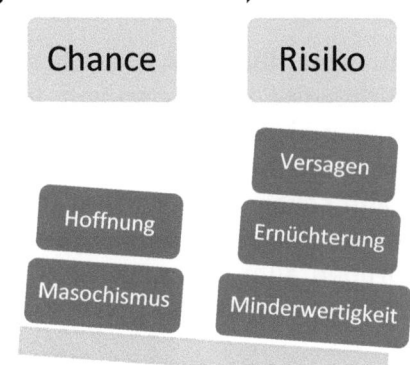

Mann die Arena, obwohl er keine Gegner hatte außer sich selbst. Das kann so grausam sein, als stecke einem ein Dreizack in der Brust dem geschlagenen Gladiator gleich.

Das Schlimme an diesen Events und Partys ist, es ist so reich und so dicht, vielleicht auch so leidvoll, dass man es unbedingt wieder will. Nicht wenige kommen davon nicht mehr los, obwohl es destruktiv für sie ist.
Und dann ist da ja immer noch die Hoffnung, es könnte ja …, diesmal könntest du ja die Kurve bekommen und der Befreiungsschlag gelingt. Könnte, ja, könnte.

Sexpartys, Fetischfeste, Swingerclubbesuche und andere heiße Nächte sind hochverdichtete Events. Dort pulsiert das Leben. Einem Reaktor gleich mit viel Druck und viel Hitze laufen hier die gleichen Prozesse wie im normalen Leben ab, nur schneller, heißer und effektiver und vernichtender.[50]
Diese emotionale Dichte kann süchtig machen und lockt. Besonders weil sie sexuell in Aussicht stellt, was dem Impotenten fehlt: Befreiung seiner Sexualität. Die Wahrscheinlichkeit, dass das Gegenteil eintritt, ist hoch.
Sollte die Psyche des Mannes den Abend als Wettkampf begreifen, als ein „jetzt aber endlich", dann ist es aus und vorbei. Der Druck ist viel zu hoch, für eine Erektion. Erwartungen

Wichtig!

werden enttäuscht und es verfestigt sich, was eh fest zu stehen scheint: Ich bin klein.

Auf eine **Illusion 4** will ich eingehen, weil ich dich warnen will. Nirgendwo liegt es so nah. Illusion 4 heißt Drogen. Diese Partys sind irisierend grell und heiß und drogendurchsetzt. Das ist ja nicht alles schlecht und kann man machen, wenn man will. Das kann schön bunt werden, aber ich warne, denn ich schrieb oben schon: Nichts ist so gut geeignet deine Potenz zu zerstören, wie Drogen aller Art, psychisch und physisch. Erinnerst du dich an meinen allerersten Tipp in diesem Buch?

Zwar bedeuten sie Spaß und versprechen einen schönen Abend, aber werden sie als Methode gesehen, jetzt doch aber endlich zu können, was nicht geht oder als Betäubung, so wird es nicht funktionieren. Noch nie! Bei niemandem. Es gibt keine Abkürzungen, da jede Abkürzung vom Unterbewusstsein als Abkürzung begriffen wird. Ich schrieb davon.

Dutzendfach habe ich Menschen scheitern sehen wegen Drogen. Nicht weil sie abhängig werden, sondern ihre Prozesse kommen zum Stehen, sie entwickeln sich nicht mehr. So kommt ihre Kraft zum Erliegen und schließlich resignieren sie. Bei den Frauen tauchen dann Katzenfotos in den Profilbildern auf und die Männer treten ein in den Angelverein. So, oder so ähnlich. Ich weiß gar nicht, was schlimmer ist.

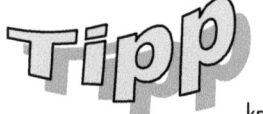 Probiere eine Sexparty aus. Gehe dort hin, setze dich an die Theke und suche die attraktiveste Frau, die, die alle begehren. Beobachte sie scheu aus der Ferne und warte ab, bis sie zu dir kommt. Warte einfach, warte viele Partys lang und schaue dem Treiben zu, dann wird alles gut.

Fazit

Ich halte das Fazit kurz, ganz bewusst. Es reicht. Genug geplaudert habe ich.

Bei weitem wurde nicht alles tangiert. Es gibt noch viel mehr Ideen, noch viel mehr Methoden und Wege hin zu der gefühlten Impotenz. Das ist nicht vollständig hier.

Mach dir bewusst: Ist dein Bild der Männlichkeit geschwächt, findet die Psyche einen Weg das einzurichten, lässt du sie gewähren. Sie will Sicherheit, also leben, dass du unmännlich bist, und bläht ein Erektionsproblemchen locker zu einer Impotenz auf. Es macht aus einer Schwäche eine Kette ganz vieler Schwächen und erniedrigt dich. Wie aus dem Nichts siehst du dich mit erdachten Problemen konfrontiert und das Problem wird Realität.

Da wieder: Das Denken macht das. Wärest du im Körper geblieben, wäre das nicht. Aber das ist nicht so einfach. Überall und immer werden wir angehalten und geschult den Kopf zu gebrauchen und da, ausgerechnet da sollen wir plötzlich und ungeübt in den Körper fühlen und können. Das ist sehr viel verlangt. Wir leben in einer Körperfeindlichen und damit Potenzfeindlichen Welt.

Falle nicht auf deine unbewussten Prozesse herein und mache dich bewusst. Bewusst zu sehen, wie es funktioniert, ermöglicht dir den Weg zurück hinein in deine Potenz. In **deine** Potenz, nicht in irgendeine Vorstellung davon. Gehe den umgekehrten Weg. Sehe, was dich erniedrigt, enttarne die Illusionen und falschen Pfade, die deine Psyche nimmt.

Das ist übrigens die männlichste Tat eines Mannes, die möglich ist. Das ist männlich! Aufrecht und tastend und ehrlich nach innen und außen und Fehler können passieren. Gehe diesen Weg, schiebe die Täuschungen weg!

Nicht jeder ist gleich potent, und das ist okay. Das schwankt auch gelegentlich. Es ist absolut in Ordnung, wie es ist.

Eigentlich, ganz eigentlich, passen alle Zeilen dieses Buches in drei Zeilen hinein.

„Er steht halt nicht"

statt: „Halt! Er steht nicht!"

Merkst du den Unterschied?

Gegenentwurf

Darf ich an dieser Stelle einmal einen Gegenentwurf von Potenz, dem Bild davon, wagen.
Ich habe eine Idee, wie man sich da vernünftig einrichten könnte als Mann. Nur mal so als Vorschlag:

Potenz, dass er steht und wie oft er steht und wie sehr er steht, entstammt Idealbildern. Die wenigsten halten die Kerze, wenn andere Männer mit Frauen Sex haben. Sie wissen gar nicht, wie das aussieht, denn die wenigsten haben je vis a vis ein Paar beim Sex gesehen. (Pornos gelten nicht.) Wie soll man in so einem versteckten Lebensbereich vernünftige Maßstäbe bekommen?
Den Menschen ist gar nicht klar, dass Sex der einzige Lebensbereich ist, in dem sie nie etwas vorgelebt bekommen, nichts aus der Realität. Man bekommt das ja nie gezeigt, wie es rumpelt und humpelt in der Banalität der Wirklichkeit – tut es nämlich meistens.
Die Maßstäbe von Potenz, die herumgeistern sind absurd und verzerrt. Entweder wird phantasiert und gesteigert bis in die Unmöglichkeit, z.B. gezeigt in der Pornographie; oder nach unten gedrückt, indem man Versagen suggeriert und das schlechteste Bild der Potenz annimmt.
Egal welche Idee man von dem Soll der Potenz hat, nur selten ist die gültige: Die eigene. Man muss das selbst entwickeln und begreifen, dass da ureigene Regeln gelten bei jedem Mann und dass dies veränderlich ist. Potenz ist individuell.
Erektion funktioniert nicht auf Knopfdruck, auch wenn das gerne suggeriert wird. Aber als Mann ist da dieser Gedanke im Kopf funktionieren zu müssen. Der ist sehr hinderlich.
Ich habe wahrlich schon viele Männer bei der Penetration beobachtet und auch viele, die scheinbar immer und überall können. Ich will nicht gehässig sein, aber ich habe da einen Verdacht. Viele haben etwas abgespalten, die betreiben da etwas in Halböffentlichkeit. Die folgen da einem Bild – so mein

Verdacht –, das der Pornographie entliehen ist. Kein Wunder, ist es ja auch blendend grell.

Ganz oft ist das einfach nur eine Schwanz-in-Loch-Fixierung. Klingt toll, aber wenn man genau hinschaut, bemerkt man, dass da etwas nicht stimmt. Ich habe das auch selber erlebt, an mir mit mir. Es fühlt sich großartig an für das Ego die Weiber wegzuballern in Serie ggf. auf einer Bühne, sollte man einmal machen. Aber eigentlich, ganz eigentlich, so nach dem ersten Hype, ist es vollkommen leer. Man steht auf nem Gipfel und dann? Bomben Panorama, aber ab jetzt geht es nur noch bergab, es sei denn ein neuer, noch höherer Gipfel lockt. Das ist cool und in Ordnung, aber Potenz, mit der normalen Potenz hat das nicht viel zu tun. Darum geht es eigentlich nicht beim Sex, es ist Gipfelhopping.

Ich will nur einmal die Idee geben, dass, wenn man ausgiebig – mit allen Sinnen Sex hat, die Erektion nur einen kleinen Zeitabschnitt besteht und vorhält. Das ist normal!

Das ist auch sinnvoll. Vielleicht ist da ja sogar eine Botschaft enthalten, wenn Erektion ist und wenn nicht. Vielleicht treibt man den Körper einmal nicht an zu Leistungen, sondern folgt ihm? Vielleicht wäre es eine gute Idee, dass der Körper einmal bestimmt, wohin und wann die Reise geht. Allein die Idee ist schon entspannend. Da müsste man einmal Kontrolle abgeben, eieiei.

Es ist ein gemeines Gefühl, wenn keine Erektion entsteht und so der Gipfel für den Mann nicht erreicht werden kann. Das ist fies. Da tröstet nicht der Satz: Muss es immer der Gipfel sein? Es fehlt einfach was.

Ja, leider, dann ist das so. Wenn er nicht so will, dann ist das einfach so, zerre nicht daran herum. Es soll so.

Man muss kein Tantra-Sufi werden, der Orgasmus oder Erektion verweigert, aber vielleicht gehört dazu, dass man nicht hadert, sondern genießt, wenn er nicht steht, weil das Entlastung sein kann. Da kann eine Botschaft enthalten sein, dass man innehalten darf und soll. Nicht um dann andere Leistung an der Frau abzuarbeiten als Entschuldigung, weil man nicht kann, sondern als Raum für eigene Sinnlichkeit gemeinsam mit der Frau.

Huh, das sind gewagte Worte, ich weiß.

Potenzmittel, auch da. Ich habe von der Tücke und den Möglichkeiten geschrieben. Auch da, locker bleiben. Warum nicht? Wenn noch Pillen in der Schublade herumliegen, warum sollte man das nicht nutzen? Warum nicht einmal einen ganzen Nachmittag durchficken, wenn man drauf steht, ein kleines Festival mit der Frau bis sie wund in der Ecke liegt. Ist bestimmt schön. Aber bitte auf keinen Fall, das als Maßstab sehen. Es ist synthetisch, es ist künstlich und bestimmt übertrieben. Warum nicht genießen, aber das ist kein Maßstab oder Ersatz. Nehmt es entspannt und als chemischen Gimmick, wenn ihr unbedingt wollt, aber es ist nicht Potenz, es ist Übertreibung, coole Chemie.

Dito mit Pornographie.

Meine Beobachtung ist, auch im Bett hängt der Mann sehr an der Frau. Er will liefern und oft mit hartem Schwanz und Penetration. Da ist dieses Bild in ihm und der Frau, das sei der Maßstab. Warum eigentlich? Warum sollte der Mann dem entsprechen? Warum meint er eigentlich, er müsse vor der Frau gut dastehen? Wenn er innerlich stabil steht, kann er das auch einfach einmal sein lassen. Dann findet sie ihn halt nicht ganz so toll, na und? Das Wort „Potenz" entstammt dem Lateinischen und bedeutet Macht, Kraft, Vermögen, Fähigkeit. Dazu gehört, dass man „nein" sagen kann. Potenz bedeutet, dass man abwägt, was man will, kann und einsetzt, und nicht, dass man grenzenlos kann, nur weil die Frau oder eine Imago – ein Bild, eine Suggestion – danach schreit.

Ich kann aus eigener Erfahrung und Gesprächen mit Männern und Frauen berichten: Wir Männer lassen uns viel zu wenig

Raum für die eigene Lust und lassen zu wenig Wollen und Wünsche entstehen. Oft wird Ego mit Lust, Geilheit mit Erektion und Wollen mit Wunsch verwechselt.
Viel zu sehr stellt der Mann sich unter Druck, weil man der Frau gefallen will. Es soll unbedingt, aber der Schwanz ist schlauer als er.
Aber nur die wenigsten Frauen verlangen das überhaupt, es ist eingebildet, hausgemacht.

Lass doch einfach mal wirken und dann mal schauen. Nur weil sie willig ist, musst du noch lange nicht. Du bist doch kein Sklave, weder von ihr noch von ihm noch der deines Egos, oder doch?

Anstatt auf deinen Schwanz zu starren, entwickle dein Eigenes und gewinne damit deine Macht zurück.

Anmerkung zur zweiten Auflage:

Jetzt wächst es. Immer mehr wird mir in Diskussionen zugetragen, was man tun und bessern kann, wenn man in oben genannten Lagen ist als Mann oder Frau.
Ich habe mich entschieden dies weiterzuführen auf einer Homepage interaktiv.

www.kapkishon.com/anleitung-zur-impotenz/

Hier werden konkrete Situationen mit Mann und Frau eingestellt. Es wird beispielhaft gezeigt und durchexerziert sehr praxisnah, wie man reagiert, wenn es nicht funktioniert.
Auch dort wird gelten: Klar und deutlich im Sprech, lässig in der Sache.

So, finite für Heute, viel Glück, Paul Kaufmann

Endnoten

[1] Ich bin die erste Endnote und hier findest du jetzt meine Kollegen. Endnoten sind wie Fußnoten, nur am Ende des Buches. Das ist lästig und Absicht, damit du blättern musst, dabei kurz innehältst und nachdenkst.

[2] Es ist eine von vielen Definitionen, aber ich finde die wirkungsvollste, da sie das Problem erfasst. Das Problem ist mit der Frau, da es dort nicht klappt, genau in der Situation. Man kann das auch medizinisch präzisieren, aber dies ist kein medizinisches Buch.

[3] Mit schiefer Verteilung ist gemeint, dass der überwiegende Teil der aus psychischen Gründen mit Potenzproblemen kämpfenden Männer nicht zum Arzt gehen werden. Das hat mehrere naheliegende Gründe. Tiefenpsychologisch gesprochen, will das Unterbewusstsein verhindern, dass man eine Lösung für das Problem findet, denn das ist unangenehm. Es meidet die direkte Auseinandersetzung und drückt sich, da es dann etwas ändern müsste. Viele bemerken, dass sie sehr wohl Erektion haben können, aber eben nicht im Angesicht der Frau. Offensichtlich ist da: Organisch ist es nicht. Dann ist da die Hoffnung – nächstes Mal klappt es. So kann man sich durch die Lebensjahre hangeln.

[4] Selbstverständlich gilt das auch zwischen Mann und Mann. Aber ganz ehrlich: ich kenne mich im homosexuellen Miteinander nicht aus. Ich bin hetero und kann da leider nicht mitreden. Daher bleibe ich bei dem langweiligen Set Frau und Mann, bieder wie ich bin.

[5] Gemeint ist hier ein Durchschnittsmann. Bei Männern, die mehr entdeckt und begriffen haben auf sexuellem Gebiet, ist viel mehr möglich. Das ist aber so selten und damit exotisch, dass man es im Text vernachlässigen kann.

[6] Hier in diesem Beispiel ist der Vorteil: Es ist absehbar vorrübergehend und geht vorbei. Da ist mehr als Hoffnung, es ist absehbar. Das kommt bei einer Vielzahl von organischen Erkrankungen vor, da sie vorübergehender Natur sind. Andere sind endgültig und unabsehbar. Da braucht man andere Strategien.

[7] Paul Kaufmann: Lucca und der Stier - Roman

[8] In einem späteren Kapitel wird auf den Zusammenhang mit kindlicher Entwicklung und Angst/Schmerz in der Gegenwart eingegangen.

[9] Ich habe lange an dem Begriff gefeilt und mich für „Methode" entschieden. Es ist mehr als nur ein Auslöser, denn es ist ein Prozess, oft sogar ein aktiver, wenn auch meist unbewusster. Das Unterbewusstsein entwirft kleine

Konzepte, die es abwandelt und immer wieder einsetzt. Das meine ich im Folgenden mit Methode.

[10] Wer mehr über diese Prozesse lesen und verstehen will und das handfest und nicht verkopft, lese bei Björn Thorsten Leimbach nach; vielleicht unter dem Stichwort „Bevaterung".

[11] Es muss bei dir nicht so gewesen sein, ich bin nur gerade in Schwung.

[12] Mag sein, dass dein Bewusstsein, das anders sieht. Mag sein, es kommt dir vor: „Nein, ich will es besser machen, ich will mich verbessern, ich spüre es doch!" Das mag alles sein. Nur ist das das Bewusstsein, von dem du da sprichst. Es ist nur der bewusste Teil, den du sehen kannst, deswegen heißt der ja so. Der unbewusste Teil ist ganz anders drauf, deswegen musst du das ja überhaupt denken, sonst wärest du ja schon da. Alles klar? Du hast einen ganz harten Gegner.

[13] Diese Männer lesen diese Bücher nicht, behaupte ich, denn sie haben eine andere Psychologie. Ihre Grundeinstellung ist nicht negativ, ihr Mannsein nicht gestört (oder nicht auf diese Weise gestört) und der Gedanke „könnte sein, dass es nicht so super klappt, schauen wir einmal hin" ist ihm völlig fremd. Wir sind nicht alle gleich.

[14] Es macht Frauen viel weniger aus als der Mann denkt, wenn die Erektion nicht reicht. Ein Mann, der da sein Problem sieht, überzeichnet seine eigene Wahrnehmung, überträgt sie auf die Frau. – ich gehe an anderer Stelle detailliert darauf ein, wiederhole hier nur, weil es so wichtig ist. Traue hier nicht deinem Gefühl, es verzerrt und täuscht fast immer.

[15] „… aber Moment, dann kann man doch…", - hast du in diesem Moment den Gedanken, dass man dann auf diese Weise sein Organ ja dann auch stärken, ihm ein stärkeres Gefühl geben kann, ja kann man! Das geht und ist sehr wirkungsvoll, wenn man der Typ ist, der mit Autosuggestion und Meditation etwas anfangen kann. Höre dich um, hole dir Rat, wenn dich das interessiert. Wichtig: Das ist kein unmännlicher Gedanke. Es geistert so eine Vorstellung herum, als sie die Meditation und Beschäftigung mit dem Inneren Kinder- oder Weiberkram. Das ist Unsinn! Schon in den Ältesten Schriften und auch später wird ausdrücklich erwähnt, dass es urmännliche Aufgabe ist sich mental zu stärken auf diese Weise. Ein wahrer Krieger ist Meister der Mediation, Kulturübergreifend, übrigens.

[16] Vor wem eigentlich Leistung bringen? Nur einmal als Gedanke, wie absurd das ist. Vor wem willst du Leistung erbringen? Vor der Frau? Wenn ja: So unglaublich stark und taff ist das aber nicht, wenn du das nötig hast. Entspann

dich mal. So wichtig ist das nicht, was sie denkt. Gib ihr oder deinem Ego nicht so viel macht.

[17] Im Tantra wird Sexualität als Methode der Meditation benutzt. Man will dem Göttlichen näher kommen auf diese Art. Die suchen Erleuchtung. Klingt schön, ist aber ein anderes Ziel, denn sie greifen wie Raumfahrer nach den Sternen. Du willst Sex und den gut und zumindest gelegentlich mit stehendem Glied. Da kann man von diesen Fachleuten lernen, die haben lange probiert und wissen, was sie tun. Wir greifen ja auch im Alltag auf Erkenntnisse der Raumfahrt zurück, warum nicht hier auch im übertragenen Sinn.

[18] Eine Exit-Strategie aus dem Dilemma ist sich eine andere Frau vorzustellen. Während man auf Erika liegt, schiebt man in Gedanken Chantal, zum Beispiel. Das funktioniert ganz gut. Allerdings spaltet man dabei etwas ab. Man ist nicht im jetzt, sondern irgendwo in der Vorstellung. Also nicht wundern, wenn die Erektion dabei stottert, denn Energiefluss ist das nicht. Du meditierst gerade in der Gegend herum. Da bleibt nur üben und Methode verbessern oder doch die Frau wechseln.

[19] Es gibt bestimmte Methoden der Paar- und anderer Therapie, da macht man das so. Das meine ich nicht. Es geht um das Verpflichtende, weil es so sein soll und sich so gehört.

[20] Darf ich an dieser Stelle an den fabelhaften Psychiater Raphael M. Bonelli verweisen. Oft und gerne beschäftigt er sich mit Paarpsychologie. Zwar vertritt er andere Gedanken als ich, aber er ist einfach gut und macht bewusst. Einfach googeln, seine Videos sind erhellend und ein Genuss für genau diese Fragestellungen Lust und Liebe in Partnerschaft der Sorte langen Strecke.

[21] Ein kleiner gehässiger Abstecher in die Tiefenpsychologie ist das. Das muss natürlich nicht so sein, ist aber oft. Die Prozesse sind alt und unbewusst, wenn sie sind. Und mächtig sind sie. Man muss das nicht alles verstehen. Es reicht völlig aus, wenn man respektiert, dass man nicht alles versteht und dass es starke Gründe hat.

[22] Überlege gut, ob du zu dieser Gruppe gehörst. Das ist ja absurd, es ist ja ein gemeinsames Spiel und da muss keiner dem anderen dankbar sein. Oft er scheint das aber so. Es ergibt sich aus dem Spiel, der Werbung. Gerne tut die Frau unnahbar und als sei es eine Last und ein Geschenk an ihn. Das ist Unsinn! Zwar ist es für die Balz sinnvoll und nett, aber dann nicht mehr. Dann versaut es das Spiel im Bett. Wie soll es gemütlich werden, wenn einer in Bringschuld ist? Auf Dauer unmöglich. Mache dir das klar, besonders neigst du zu der Sicht unterlegener Mann. Keine Frau der Welt musst du mit einer Erektion bezahlen.

²³ Hier ist nicht Femdom gemeint, Dominanz der Frau in der Welt des BDSM. Wenn es dich kickt, dass dich die Frau dominiert, dann spielst du auf einem anderen Spielfeld. Hier gelten andere Regeln. Alles gut, weitermachen.

²⁴ Der Rat tut mir richtig weh, aber ich zwinge mich ironisch zu bleiben im Haupttext. Nichts ist so schön, als mit einer Frau gemeinsam zu entdecken, was es so gibt. Ach doch, doch, eines gibt es: Es ihr zu zeigen, wenn sie keine Ahnung hat. Kurzum: Bitte, helft euch doch. Es kann wirklich sein, dass dort der Hund der Erektionsstörung begraben liegt. Genauer: ausgegraben werden kann. Dann hast du so viel zu tun, dass du vergisst, dass du manchmal nicht kannst. Außerdem wird die Rolle getauscht und ihr seid in Augenhöhe. Die Hierarchie verändert sich. Fabelhaft.

²⁵ Die Welt der Wünsche ist ein Problem. In der Erziehung wird den Kindern das Wünschen abgewöhnt. Versuche es einmal. Gehe ganz zögerlich vor und artikuliere einen Wunsch. Und wenn es nur ein kleiner ist. Du wirst merken, wie schwierig das ist. Die Wünsche sind verborgen. Aber glaube mir, ein Organ an dir kennt deine Wünsche ganz genau. Der weiß und reagiert dann, garantiert, schon nur, weil dein Selbstwert durch die Decke geht. Es lohnt sich. Ich könnte dir Geschichten erzählen von Männern, die haben erst mit über sechzig ihre sexuellen Wünsche entdeckt. Grund: Sie haben nie hingeschaut und immer nur Erwartungen erfüllt.

²⁶ Im Prinzip bist du ihr Kumpel mit erweitertem Aufgabenbereich Sex. Vielleicht habt ihr beide es noch nicht gemerkt, aber einer schon, und deshalb weigert der sich. Dem Genital fehlt eine Komponente: Erregung. Für einen nichtdevoten Mann ist es nahezu unmöglich, Dienstleister und Liebhaber gleichzeitig zu sein. Das hat mit der Hierarchie und dem Selbstwert zu tun. Letzterer ist dann zu klein, erstere zu groß. Es gibt dafür sogar einen Beweis. In dieser Dienstleistungssituation funktionieren auch Potenzmittel nicht, denn Potenzmittel brauchen Lust, sonst funktionieren sie nicht. Aber ich fühle doch Lust, sagst du? Glaube bloß nicht, du wüsstest immer genau, was du fühlst, antworte ich dir. Viel Übung braucht man dafür.

²⁷ Nichts gegen die Methode „Fingern" im Allgemeinen oder auch als Notbehelf oder zwischendurch. Ganz super, nur wenn es Methode ist, dann sollte man nachdenken warum. Darum geht es hier.

²⁸ Es sind schlicht und einfach Hormone, die die Andockstellen blockieren, so dass Erektion nicht mehr möglich ist. Das hat mit Wollen und Können und Kraft nichts zu tun, du machst es einfach verkehrt. Woher sollst du das auch wissen? In der Schule lernt man das nicht. Also lass das und Schwamm drüber.

[29] Diese Prozesse sind wichtig und notwendig und sinnvoll. Sie haben beides und so soll es auch sein. Die Frage ist nur, wie sehr und wie stark welche Komponente heute wirkt, ist das im Gleichgewicht und wurde sich abgetrennt. Führt aber viel zu weit in diesem Buch.

[30] Natürlich ist es wichtig und richtig sich zu informieren und auch von mehreren Seiten. Wenn das Informieren aber zum Selbstzweck und immer wieder neu der Selbstbestätigung des Status dient, dann ist es kein Informieren, sondern Indoktrinieren, Selbstindoktrination durch ständige Wiederholung. Gut ist das nicht.

[31] Nimm es als Anzeiger, als Hinweis, als Wink mit einem Zaunpfahl. Wenn du dich körperlich für Sex nicht geeignet fühlst, aber ansonsten gesund bist, dann könnte es sein, dass du etwas tun musst. Der Körper spricht mit dir, höre hin.

[32] Ein gutes Gegenmittel gegen diesen Abwärtsstrudel ist natürlich sich kümmern, aber auch Sprechen. Tatsächlich kann man das machen, das geht, auch als Mann. Spreche einmal mit einer oder vier Frauen deines Vertrauens, was sie so finden an dir körperlich. Höre es dir an. Sage ihnen, dass es dir wichtig ist. Du kannst da schon vertrauen, denn dann lügen Frauen nicht. Frage sie einmal, was du machen müsstest, um besser zu wirken. Glaube mir, es ist ungefähr, als wirfst du ein brennendes Streichholz in Testbenzin. Sie werden Feuer und Flamme und ehrliche Beraterin sein. Tut ein wenig weh, aber dann weißt du Bescheid und der Abwärtsstrudel steht.

[33] Es ist fies und ungerecht, aber normalerweise haben Psychopathen und Narzissten ein enormes Standvermögen und können sehr guten Sex. Ich will das nicht ausbreiten, warum das so ist. Es ist voll gemein und macht neidisch. Wenn es dir ein Trost ist: Sie fühlen absolut nichts dabei außer körperlicher Stimulation und Macht. Sie sind emotional verstümmelt. Auch nicht schön. Also gönne es ihnen, denn mehr haben sie nicht.

[34] Sicher hast du von Oxytozin gelesen oder gehört. Dem Bindungshormon. Es wird während des Sex ausgeschüttet und schweißt emotional zusammen. Ganz fieses Zeug, ein Serum, das in Beziehung führt. Drei Löffelchen Trost spende ich dir: Erstens macht es glücklich, zweitens löffelt die Frau es auch und sogar mehr davon und drittens: Bindungshormon, nicht Paarbindungshormon. Beim Gangbang wirkt das auch.

[35] Nicht missverstehen: Es gibt Männer und Frauen und ganz viel dazwischen und das ist gut so. Das ist sogar wichtig, dass es das gibt. Aber es gibt Pole, Polaritäten, links und rechts. Nehmt es zur Kenntnis! Wer das nicht sieht, ist nicht nur blind, der stellt auch in Frage, dass es all das dazwischen gibt, denn man kann nur dazwischen sein, wenn es Pole gibt.

[36] Suche dir Männer. Du bauchst Männer in deinem Umfeld, die dich justieren. Echte Männer, keine Machos, vernünftige, schwer zu finden, ich weiß.

[37] Masochismus ist komplex. Er kann ganz anders montiert sein, völlig verschieden und dann ganz anders und sehr aufbauend und konstruktiv montiert sein. Darum geht es hier aber nicht. Hier zählt das destruktive Element.

[38] Nochmal: Masochismus ist nicht per se schlecht, ich hoffe, das ist klar. Er kann nützlich und wichtig und schön sein. Versperrt er aber Wichtiges, wäre es an der Zeit sich Hilfe zu holen.

[39] Klar sollte sein: Es ist wichtig zum Arzt zu gehen und den Status abzuklären. Ganz, ganz wichtig ist das. Es kommt darauf an, wie man es sieht und erlebt, aber jetzt bist du ja gewarnt.

[40] Ganz unscheinbar und langweilig: Kümmere dich um deine Fitness des unteren Stockwerks! Das ist wichtigste Rat des ganzen Buches. Es gibt Selbstbewusstsein, es stärkt das Gefühl, die Muskulatur, die Ausdauer und einfach alles. Es gibt dazu Literatur, Kurse und sogar Videos. Es ist der schnellste, beste und effektivste Weg zu mehr Potenz. Und gesund ist es auch.

[41] Den wirklich guten Sex hatte ich immer ohne Kondom, weil ich gar nicht dazu kam. Die Hütte brannte und da hast du keinen Kopf für so einen sentimentalen Quatsch wie Schutz, denn du fickst um dein Leben. Und wenn mir einer sagt, das ginge anders, dann lügt er oder weiß nicht, worum es geht beim Sex. Punkt

[42] Gewaltphantasien, sexuelle Gewaltphantasien sind normal. Sich ihnen zu nähern, bringt einen nicht näher zu Tat. Keine Angst, das Böse funktioniert anders.

[43] Oft nicht. Oft so nicht. Oft gar nicht. Auf jeden Fall liegt es fast immer im Nebel.

[44] Nichts gegen Russinnen. Ich will hier keinen Weltkrieg anfangen, es ist ein Scherz. Russinnen sind toll und herrlich dominant. Fast alle.

[45] Das ist gemein und ungerecht. In Wahrheit sind Frauen sehr rücksichtsvoll, fast immer. Sie wollen den Mann dort nicht verletzen und sind sehr vorsichtig. Wenn es geschieht, dann eher aus Versehen oder weil bei ihnen innerlich eine Schieflage ist. Wirklich bösartig, ist da sehr selten, nach meiner Erfahrung.

[46] Das gilt natürlich nicht immer und überall und in sehr verschiedener Dosis. Ich übertreibe hier. Trotzdem, bedenke: Zur Minderheit gehört gerne genau einer mehr als man denkt.

[47] Männer leben in einer Welt des Wettbewerbs, Frauen in einer Welt des Vergleichs. Das ist ein riesengroßer Unterschied.

[48] Björn Thorsten Leimbach: Internet Porno die neue Sexsucht.
[49] In Wahrheit empfehle ich eine Therapie, es sei denn du verfügst über einen eisenharten Willen. Tatsächlich ist es wohl nicht so leicht, sich aus dieser „Sucht" zu befreien, füllt sie doch eine bestimmte Lücke, die nicht so leicht zu füllen ist, ist man einmal falsch programmiert. Keine Schande sich mit professioneller Begleitung zu kümmern.
[50] Wenn du gefahrlos Einblick in diese Welt haben möchtest, dann empfehle ich dir das Buch: Schweißnackt – 42 Erzählungen aus Sexpartys und Fetischnächten – Amanda Lears, Paul Kaufmann

217

Empfehlungen aus Kap Kishon

Kap Kishon ist eine Romanlandschaft. Ich bin ihr Schöpfer. Es ist eine erdachte Landschaft, ein Spielort für Romane, Romanserien, Erzählungen und Krimis. Auf Kap Kishon geht es nicht so nüchtern zu, die Moral ist nicht so streng, wie in der Realität und so kann sich dort freier entfalten, was sonst immer so sehr eingeschränkt wird: die Sexualität
Teils sind die Erzählungen frei erfunden, teils sind sie der Realität entnommen. Schau einmal hinein, vielleicht ist etwas für dich dabei. Es ist ganz verschieden und für unterschiedliche Geschmäcker.
Besonders nahe lege ich bei diesem Thema dieses Ratgebers hier: Lucca und der Stier

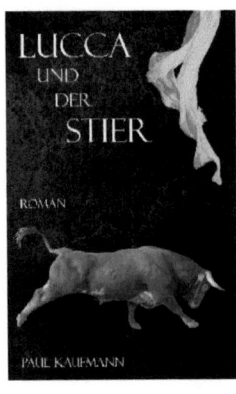

Lucca und der Stier – Ein Roman über und für Männer.
Lucca Leggero hat ein Problem und weiß es nicht. Jetzt ist seine Frau abgehauen und er hat Glück und findet sie nicht. So muss er entdecken, was ihm fehlt: Kontakt zur Männlichkeit.
Sehr turbulent wird es und weit ab von sanft und Mainstream, denn die Hilfe, die da naht, ist alles andere als zart.
Taschenbuch und E-Book

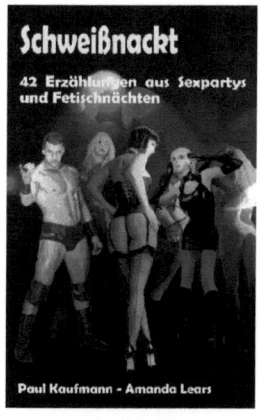

Schweißnackt – 42 Erzählungen aus Sexpartys und Fetischnächten

Es ist eine geheime Welt und die Vorstellungen, was dort passiert und vor allem wie sind falsch.

42 reale Erzählungen aus dem prallen Partyleben. Es geht nicht um die Erotik, es geht um das Erleben, die Schattenseiten, das irisierend Lebendige, kurzum: Szene

Taschenbuch und E-Book

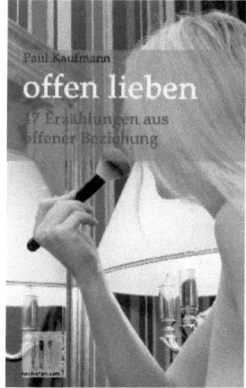

offen lieben – 47 Erzählungen aus offener Beziehung

Offene Beziehung ist ganz anders als man denkt. Mit so vielen Personen kommt man in Kontakt und so eng und so heiß… Eine verrückte Welt. Davon muss man einfach berichten.

Offen lieben ist pure Konfrontation mit dem Leben.

Taschenbuch und Kindle

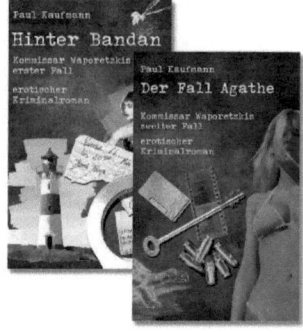

Kommissar Waporetzki – zwei Fälle bisher

Der Kommissar aus Bandan. Wider Willen muss er ran. Er will nur seine Ruhe eigentlich, doch er bekommt sie nicht. Wie auch? Überall gefährlich schöne Frauen.

Taschenbuch und Kindle

Und mehr auf …

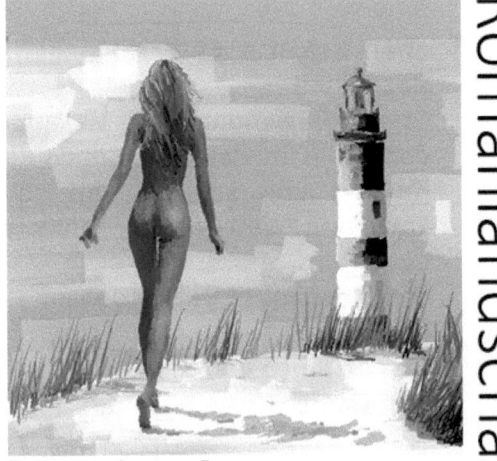